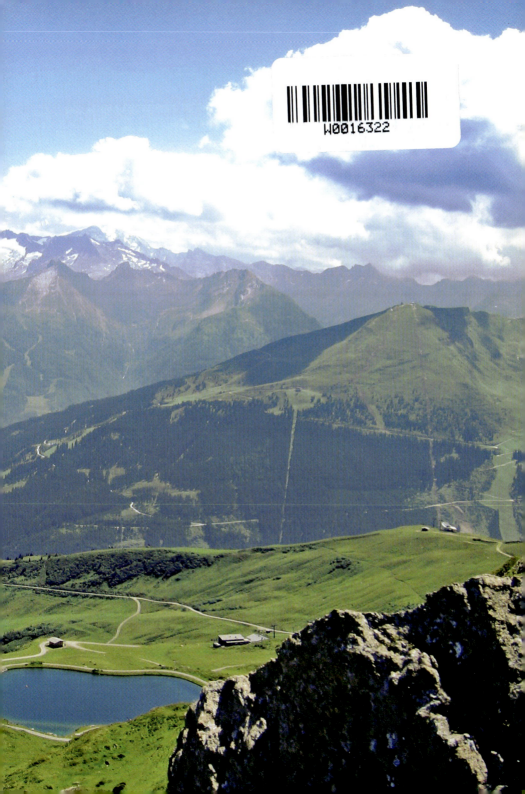

Wa(h)re X undheit
Brigitte Lang

Ein sorgen freies Leben wünsche

Brigitte Lang

STERNSTEIN VERLAG

Es wird darauf hingewiesen, dass die Autorin
keine Haftung übernimmt und
dass die Anwendungen keinen Arzt ersetzen.
Das Ziel ist es, einfach aufzuklären und
ein Bewusstsein zu schaffen,
die Selbstheilungskräfte zu aktivieren und
jeder ist dafür selbst verantwortlich.
Sie stellt keine medizinische Diagnose und
respektiert die Arbeit der Ärzte und Heilpraktiker.

Der Film zum Buch auf YouTube,
bitte Wa(h)reXundheit eingeben!

Impressum

Inhalt: Brigitte Lang
Fotos und Bilder: Günther und Bettina Lang
Zeichnungen und Bilder: Jutta Grillitsch
Layout: Lisa Keplinger
Herstellung: **STERNSTEIN**VERLAG
ISBN 978-3-902865-02-1

INHALTSVERZEICHNIS

Impressum	2
Danke	7
Warum dieses Buch entstand	8
Vorwort Univ. Doz. Dr. Gerald Tulzer	10
Annemarie Schrotter	12
Wa(h)re Xundheit	15
Wie bestimmte Ereignisse unser Leben geprägt haben	16
Der Weg in den Gesundheitsbereich	20
• Verschiedene Sichtweisen ändern	26
Wie schlimm muss ein Leidensweg sein,...	28
Alle Prägungen in unserem Inneren	31
Krankheit als Weg	36
Selbstverantwortung übernehmen	40
• Selbstliebe, Selbstentdecken, ...	46
Die Wirkung und Bedeutung von Zahlen in unserem Leben	48
Die Zahl 5	48
• Unsere 5 Sinne sind und werden überdeckt!	50
Die Zahl 7	52
• Nach den 7 Gesetzen des Universums leben	53
Die Zahl 12 - auch die heilige Zahl genannt	58
Die Zahl 21	58
• 21 Tipps zur Selbsterziehung	60
• 21 Tipps, um ein gutes und glückliches Familienleben zu schaffen	62
• 21 Tipps, um Gesundheit zu spüren	63
Energiezufuhr für den Körper, mit der Energie der Natur	65
• Das Wichtigste ist Sonne, Licht,...	65
Trinkverhalten ändern? Wir trinken zu wenig, wir trocknen aus!	68
• Hier einige Vergleiche zum Wasserverbrauch	71
• Nicht alle Getränke sind „gesund!"	74
Wird Ernährung zur Nebensache? Na, Mahl-Zeit!	76
• Die Organzeiten	78
• Physische/körperliche Ernährung	79
• Für den Darm die optimale Nährstoffzufuhr...	83

- Frühstück ist die wichtigste Mahlzeit des Tages ... 85
- Unsere Ernährung, wir haben eine Menge „Mängel"... 86
- „Die Menge macht das Gift" ... 87
- Unsere Wegwerfgesellschaft! ... 88
- „Ernährung" vernünftig gestalten... ... 89
- Vermeiden Sie so oft es geht ... 92

Das Trio ... Zucker, Weißmehl, gehärtete Fette... 94
Säure Milieu! 96
Fertigprodukte! Naturfremde Ernährung nimmt... 97
- Lebensmittelzusatzstoffe/Lightprodukte ... 99

Einige interessante Entdeckungen und Recherchen 100
- „Unser Milieu" sauer oder basisch? ... 103

Nahrungsoptimierung durch Zufuhr von Mikronährstoffen 104
Unsere Ernährung deckt nicht den täglichen Bedarf... 112
- Was macht Obst und Gemüse zu Bodyguards ... 113
- Warum also Nahrungsergänzung? ... 116

Lebensstiländerung 119
- Was sich mit der Zeit in unserem Körper so anhäuft! ... 120
- Schwerstarbeit Verdauung von Gerhard Klinger ... 122
- Wunschgewicht, mit etwas Wille kann es jeder schaffen! ... 126

Wer rastet der rostet! 129
- Bewegung bringt alles in Schwung ... 131
- Bewegung hält geistig fit ... 132
- Bewegung und Sauerstoff ... 133
- Die Bewegung ergänzen ... 133
- Auswärtige Bewegungen ... 135

Fitness 136
- Vorteile von Bewegung und sportliche Betätigungen ... 138
- Haltung bewahren ... 139

Positive oder negative Gedanken, Worte, Taten ... 140
- Gedanken ... 141
- Ein paar Worte unserer Tochter Bettina ... 147
- Die Liebe ist das Höchste der Gefühle ... 149

Aussagen, Floskel und Sprüche 152
Alles drängt sich von Innen (Ihnen) nach Außen! 155

- Was wir säen, werden wir ernten 156
- Worauf man sich konzentriert, das wächst! 156

Umwelt/feld, bewusster leben 160
- Reizüberflutungen 163
- Handy 163
- Das Bewusstsein unseres Daseins soll wieder mehr Wert bekommen 165

Erfolgsregeln in der Familie und auch im Berufsalltag 168
- Die Familie und Freunde sind Kraft- & Energiequellen 168

Lernen Sie an Ihrem Beruf Spaß zu haben 170
- Sind Sie unzufrieden in Ihrem Beruf? 170
- Beziehungen aufbauen, Brücken bauen 174
- Erfolgsformel 176
- Lernen Sie verschiedene Abläufe zu verstehen 177
- Führen Sie Gespräche 179
- Grundsätze für Lebensfreude 180

Humor/Freude/Optimismus 182
- Lachen ist die beste Medizin! 182

Liebe: Liebe ist das Allheilmittel 184

Alles mit Maß und Ziel! Überfluss an Materie 185
- Es beginnt schon in jungen Jahren! 186
- Die „Null Bock Generation" 188
- Nichts ist soviel wert, wie unsere Gesundheit! 189

Entrümpeln/Ballast abwerfen/alten Kram weg/Chaos ordnen 191
- Lebensfreude und Glücksmomente schaffen 196

Freie Fahrt für alle Substanzen von Kopf bis Fuß, ... 198
- „Verankerungen" im Körper und Reflexzonen von Kopf bis Fuß 198
- Keine zu enge Kleidung von Kopf bis Fuß 200
- Unsere Füße 200
- Reflexzonen und Rezeptoren 201
- Unsere Aura 202
- Ein Blick in unser Inneres, durch nur einen Blutstropfen! 203

Die Haut ist unser Ausdrucksorgan! 204
- Tägliche Hautpflege nicht vergessen, von innen und von außen 206

Regeneration / sich (wieder) wohl fühlen, ist Lebensfreude pur 209
- Ziehen wir einige Vergleiche gegenüber unserem Körper 210

- Und wie schaut die Reinigung bei unserem Körper aus? 211
- Überschüssigen Ballast muss man loswerden 212

Was kann man für`s Wohlbefinden tun? 213

Schritt für Schritt schlechte Gewohnheiten umkrempeln 217
- Sichtweisen von Hans Meirhofer, Osteopath 218
- Stress lass nach! 220

Kleine Meditationen mit großer Wirkung 221
- Strömen kann unsere Impulse verbessern 224
- Und am Schluss unser Schlaf – wohlverdienter Schlaf 225
- Entspannungs-Ergänzungen 226

Ein Leben im neuen Jahrtausend 227

Alle Auskünfte für Bezugsquellen 229

Quellennachweis 230

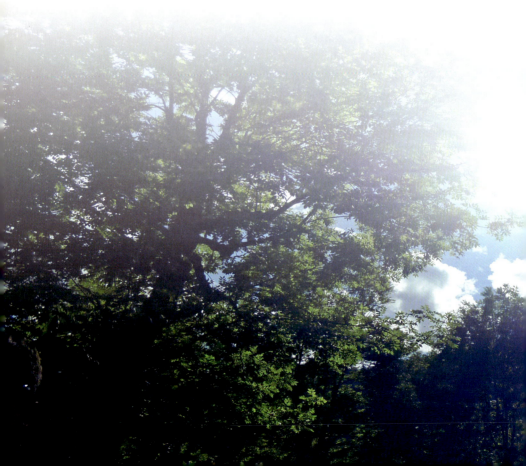

DANKE

Ich möchte allen meinen Freunden danken, die mich immer wieder motiviert haben dieses Buch zu schreiben. Ganz besonders danke ich meinem Mann Günther, der mir eine wertvolle Unterstützung war und ist, und für die viele Zeit, die er während der Entstehung dieses Buches investiert hat. Seine kritischen Betrachtungen waren mir eine große Hilfe. Danke ganz besonders an unsere Tochter Bettina - ohne DICH wäre dieses Buch nie entstanden. Durch ihre Krankheit, die sie toll besiegt hat, durften wir in unserem Leben sehr viel lernen. Alles hat auch seine guten Seiten. Danke an Bettina, Selina und Franz die bei der Gestaltung dieses Buches tatkräftig mitgearbeitet haben. Danke an meine tolle, liebevolle Familie, unsere Verwandten und Freunde, sowie die vielen Experten, die letztendlich dazu beigetragen haben, dem Buch den letzten Schliff zu verleihen.

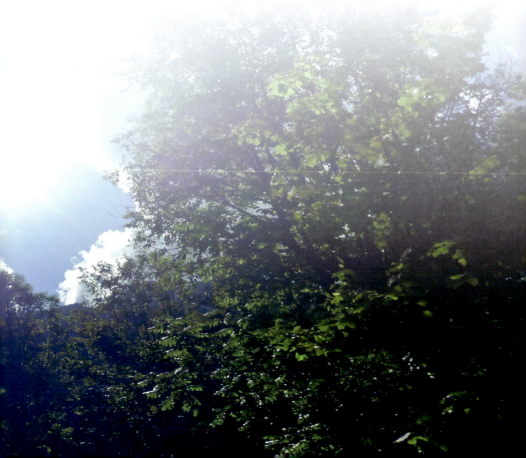

WARUM DIESES BUCH ENTSTAND

Die Motivation für dieses Buch kam von vielen Menschen, denen wir im Laufe der letzten Jahre begegneten, in denen wir um die Gesundheit unserer Tochter Bettina, heute 25 Jahre, bemüht waren – sie litt seit ihrer Geburt schwer an Neurodermitis und Schuppenflechte.

Aus Verzweiflung und Ratlosigkeit folgten viele Medienauftritte! Die Reaktionen der Menschen waren überwältigend, sehr interessant und bewegend und wir bekamen endlich Mut und Zuspruch von allen Seiten. Später wurden wir in diverse Sendungen eingeladen, um zu berichten, wie wir es geschafft hatten, wenigstens Bettinas Haut von außen, so weit in den Griff zu bekommen, sodass damit ihr Leben lebenswert werden konnte.

Heute wissen wir, es gehört mehr dazu – die innere Komponente wurde nie so ernst genommen. Man will vieles nicht wahrhaben, heute ist uns aber bewusst, dass das ganze Umfeld und die Familiensituation das Um und Auf sind, um Wohlbefinden und Gesundheit zu erreichen und zu erhalten. Bettina hat jetzt alles selbst in der Hand und meistert ihr Leben vorzüglich.

Das Fundament sind wir, die Eltern! Unsere Werte, Gewohnheiten und Verhaltensmuster wirken sich maßgeblich auf die Entwicklung unserer Kinder aus und bestimmen teilweise die Art und Weise, wie sie später ihr eigenes Leben gestalten.

In den 25 Jahren ist vieles entstanden. Nach zahlreichen Ausbildungen, Seminaren, Vorträgen und Beratungsgesprächen, gründeten mein Mann Günther und ich unser Vitalzentrum in Sattledt. Der Ort liegt im Zentralraum Oberösterreichs. Im In- und Ausland haben wir schon tausenden Menschen bei Vorträgen unsere Erfahrungen weitergegeben.

Eine Menge Menschen, die ebenfalls Hilfe suchten und dabei oft ihre Grenzen erreicht haben, besuchten uns. Und wir wissen, was es heißt, wenn man total verzweifelt und ratlos ist.

Uns bedeutet es sehr viel, unsere Erfahrungen weiterzugeben, jedoch ist jeder selbst dafür verantwortlich, diese entsprechend zu nutzen:

„Man kann dir den Weg weisen, gehen musst du ihn selbst!"
Bruce Lee

Wir haben unser bisheriges Leben mit viel Kraft, Energie und Liebe gemeistert. Höhen und Tiefen gibt es immer. Unser Ziel ist es: „Aus jedem Tag das Beste zu machen." Wahre Lebensfreude und Gesundheit in allen Bereichen zu erzielen, das ist Lebensqualität.

Brigitte Lang, Sattledt, im Oktober 2012

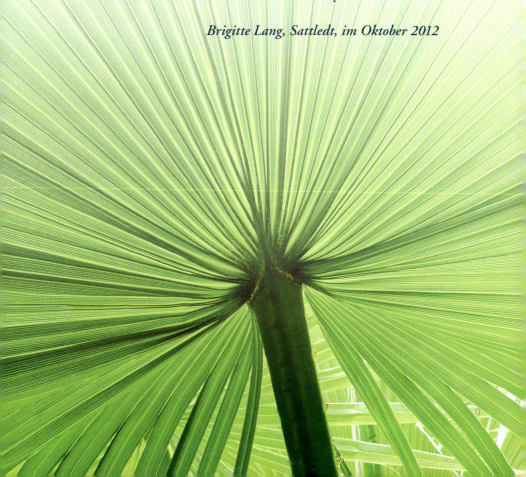

VORWORT

UNIV. DOZ. DR. GERALD TULZER

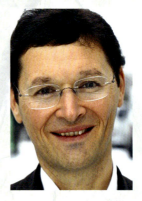

Das vorliegende Buch von Frau Brigitte Lang befasst sich sehr intensiv mit dem Thema der Selbstverantwortung. Hier werden Erfolgsregeln, die im praktischen Berufs- und Freizeitalltag umsetzbar sind, aufgezeigt.
Aus meiner langjährigen Erfahrung als Mediziner in der Praxis, aber auch in der Forschung kann ich nur sagen, dass es keinen Bereich des täglichen Lebens gibt, der mehr unterschätzt wird als die Auswirkung von Ernährung auf unsere Gesundheit. Gesundheit ist das wichtigste Gut in unserem Leben. Leider wird Gesundheit oft als selbstverständlich erachtet, und erst dann – wenn ein Problem auftritt, bekommt das Thema Gesundheit einen extrem hohen Stellenwert.

Jeder Mensch wird bei seiner Geburt mit einem unterschiedlichen „Gesundheitskonto" ausgestattet. Der eine mit mehr, der andere mit weniger. Aber wie und wann wir dieses „Gesundheitskonto" verbrauchen, das können wir zu einem erheblichen Teil selbst mitbestimmen. Es ist kein Geheimnis, wir alle wissen relativ gut Bescheid, was zu tun ist, um langfristig gesund und vital zu bleiben. Seit beinahe 20 Jahren läuft z.B. die Kampagne „5 am Tag", also täglich mindestens fünf Portionen Obst und Gemüse zu konsumieren. Leider ohne nennenswerten Erfolg. Trotz dieser Kampagnen nimmt die Anzahl derer, die rauchen, sich zu wenig bewegen, übergewichtig sind, sich schlecht ernähren, etc. konstant zu.

Uns wird nachdrücklich vermittelt, dass wir es selber in der Hand haben unsere Lebensspanne nicht nur voll auszuschöpfen, sondern auch mit Qualität auszufüllen. Neben ausreichender Bewegung und seelischem Wohlbefinden kommt immer mehr der Ernährung eine immer größer werdende Bedeutung zu.

Univ. Doz. Dr. Gerald Tulzer

Univ. Doz. Dr. Gerald Tulzer ist Facharzt für Kinder- und Jugendheilkunde und international anerkannter Kinderkardiologe.
Er ist Dozent an der medizinischen Universität Wien.
Dr. Tulzer hat unzählige wissenschaftliche Arbeiten verfasst und ist regelmäßig Sprecher an internationalen Tagungen.
Er ist Gutachter für zahlreiche medizinische Fachzeitschriften.
Darüber hinaus ist er im Vorstand der Europäischen Gesellschaft für Kinderkardiologie und Mitglied im wissenschaftlichen Beirat der Juice PLUS+® Children's Research Foundation.
Weltbekannt geworden ist Dr. Tulzer durch eine erstmalige Öffnung einer verschlossenen Herzklappe bei einem ungeborenen Kind im Mutterleib.

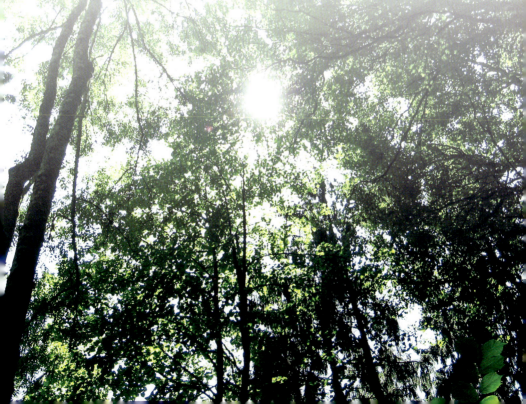

ANNEMARIE SCHROTTER

„Heilen bedeutet Ganzmachen,
anzunehmen, nicht nur die Dinge,
die wir mögen,
sondern alles an uns!"

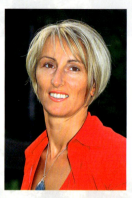

Dieses Zitat steht im Vorraum meiner Physiotherapiepraxis und spricht mir aus der Seele. Wir sind es von unserem Denken gewohnt, wenn uns etwas stört, dann wollen wir es wegmachen, wegschneiden, wegschieben,… Genau dadurch kommt es aber zu keiner Heilung, sondern nur zu einer Symptombekämpfung. Habe ich das eine in den Griff bekommen, drängt sich anderswo das Nächste in den Vordergrund. Mein Ansatz in der Therapie liegt deshalb darin, auf Ursachenforschung zu gehen.

Das bedeutet aber, Bereitschaft zu zeigen, auch selbst aktiv zu werden. Auch auf die dunklen Ecken unseres Daseins zu schauen. Das heißt auch, selbst die Verantwortung zu übernehmen, für das was ich getan habe, aber auch für das, was ich nicht getan habe.
Wenn ich zum Beispiel mein Kniegelenk lange Zeit nur einseitig belaste, wird es zu Muskelverkürzungen, Gelenkseinschränkungen und auch andererseits zu Muskelschwächen kommen. Will ich mein Gelenk wieder möglichst schmerzfrei bekommen und das auch für längere Zeit erhalten, reicht es nicht aus ein Schmerzmedikament zu schlucken. Es bekämpft nur das Symptom Schmerz, nicht aber die Ursache dafür. Viele entscheiden sich dann für ein künstliches Gelenk. Mein Zugang dazu wäre, zunächst einmal zu hinterfragen, wieso das Gelenk schmerzt?

Könnte es der Bewegungsmangel sein? Wie ist die Durchblutung in diesem Bereich? Sind Muskeln schwach oder verkürzt? Wie sieht es mit der Koordination (Gleichgewicht) aus? Wenn ich da nun fündig werde, ist es sinnvoll, ein gezieltes Übungsprogramm für mindestens

3 Monate durchzuführen, am besten natürlich unter fachmännischer Anleitung und wöchentlicher Kontrolle.
Zusätzlich ist auf ausreichend Flüssigkeitszufuhr (am besten hochwertiges, energetisiertes Wasser) und basische Kost, sowie auf ausreichende Mikronährstoff-Zufuhr zu achten.

Auch die geistige und seelische Ebene, sowie die Gefühlsebene sollten für eine vollständige Heilung mit einbezogen werden. Bleiben wir beim Beispiel des Kniegelenkes:
Steifigkeit im Gelenk zeigt uns, dass wir in unserem Bewusstsein (Denken) zu starr, stur und steif sind. Wo bin ich in meinem Denken starr? Wo fehlt mir die Toleranz? Wo könnte ich innerlich lockerer sein? Oder wo möchte ich mir mit zu viel Aktivität das Auseinandersetzen mit meinem Inneren (mit meinen Schattenseiten) ersparen? Jeder Gelenksersatz, jede Manipulation, die uns die moderne Medizin ermöglicht, dieser Ersatz ist dann die letzte Möglichkeit. Besser wäre es, bereits im Vorfeld Präventivmaßnahmen zu ergreifen.

Es wird uns dadurch körperlich vorgegaukelt, dass alles in Ordnung ist. Wir wollen leider die Wahrheit nicht sehen, da es für unsere „Scheinwelt" unerträglich ist, wenn etwas nicht „perfekt" ist.
In dem Moment, wo wir auf allen 3 Ebenen, Körper, Geist und Seele in die Harmonie kommen, in dem Moment sind wir vollkommen und ganz. Mit all unseren Schattenseiten, ohne Maske, es ist, so wie es ist. Für dieses Bewusstsein sind wir aufgefordert, jeden Tag etwas für unsere Gesundheit zu tun, steter Tropfen höhlt den Stein! Je mehr wir in die Vorsorge investieren, und nicht erst dann aktiv werden, wenn es schon fast zu spät ist, desto mehr Qualität können wir dem Leben geben.
Deshalb ist auch mein Leitspruch auf meinem Therapiefolder:

> Es ist nicht genug zu wissen,
> man muss es auch anwenden.
> Es ist nicht genug zu wollen,
> man muss es auch tun.
>
> *(Johann Wolfgang von Goethe)*

In diesem Sinne sehe ich meine Arbeit und bin jeden Tag mit Freude dabei, dieses Wissen in meiner Therapie, meinen Seminaren und Vorträgen zu vermitteln.

Es unterliegt alles einem ständigen Wandel und die einzige Konstante ist die Veränderung. Deshalb ist jeder Schritt, den wir in diese Richtung tun, wertvoll und wird unsere Gesundheit und unser Wohlbefinden nachhaltig verändern.

Ich wünsche viele neue Erkenntnisse beim Lesen dieses Buches und viel Freude beim Umsetzen! Dann kann aus einem normalen Leben ein wirklich glückliches werden!

In Liebe und Freude

Annemarie Schrotter
dipl. Physiotherapeutin aus Parschlug/Kapfenberg
in der Steiermark

Frau Schrotter arbeitet:
in der Einzeltherapie im Bereich Bewegungstherapie
Massagen unter anderem auch mit Schirennläufer Stefan Görgl
Sie praktiziert Dorn-Breuss-Behandlung, Fußreflexzonen,
Ohrakupunktmassage, Beckenbodenkurse, besucht ständig
Ernährungsfortbildungen, arbeitet mit Mikronährstoffen,
Gewichtsmanagement-Gruppen uvm.

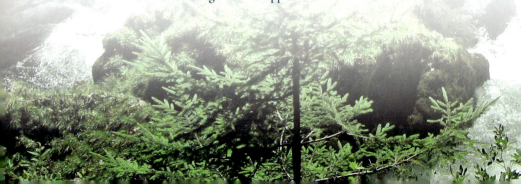

Wa(h)re Xundheit

*„Man soll dem Leib etwas Gutes bieten,
damit die Seele Lust hat, darin zu wohnen."*
Sir Winston Churchill

*„Die Ganzheitlichkeit, der Synergieeffekt,
eins gehört zum anderen und nichts ist ausschließbar!"*

Wenn wir geboren werden, bekommen wir keine Bedienungsanleitung mit, so wie bei einem Kauf eines Gerätes. Hier ist die Bedienungsanleitung für Sie, weil wahre Gesundheit keine Selbstverständlichkeit ist. Jeder hat bei der Geburt schon sein „Ablaufdatum" auferlegt bekommen.
Brigitte Lang

*Eine positive Lebenseinstellung bringt eine Wende!
Nicht nörgeln. Im menschlichen Leben gibt es nichts Unnützes. Sogar Verlust, Schaden und Leid können uns etwas lehren, das uns weiterhilft. Man muss nur genau darüber nachdenken.*

*Niemals die Dankbarkeit vergessen.
Über alle Dinge positiv denken.
Fehler soll man nicht bereuen, sondern sich bemühen, seine Lehren für die Zukunft daraus zu ziehen.*

(Aus: Zeitenschrift Nr. 39)

WIE BESTIMMTE EREIGNISSE UNSER LEBEN GEPRÄGT HABEN

Aus persönlicher Erfahrung können wir als Familie viel Wissen weitergeben. Mein Vater hatte uns schon bald verlassen, als ich noch ganz klein war. Meine Mutter war gezwungen meine beiden Geschwister und mich alleine großzuziehen. In allen Schulferien bis zu meinem Hauptschulabschluss, war es erforderlich bei meinen Großeltern tagtäglich hart zu arbeiten, da sie Hilfe brauchten. Diese Erfahrung hat mir, im Nach-hinein betrachtet, sehr viel gebracht. Als Sechsjährige mussten meine Schwester und ich mit ansehen, wie mein Bruder mit nur 4 Jahren bei einem Verkehrsunfall vor unseren Augen grauenvoll ums Leben kam. Meine Mutter zerbrach fast an diesem Ereignis – sie hatte ihren einzigen geliebten Sohn bzw. den „einzigen Mann" im Haus verloren. Meine Mutter starb geprägt von ihren Erlebnissen, mit 56 Jahren, als ich 23 Jahre jung war, an Krebs. Es war ein schlimmer Leidensweg und ein schwerer Verlust für uns, solche Ereignisse kann man nicht einfach so vergessen.

Die Trennung von unserem Vater war schon schwierig genug, all die Jahre ohne Mann und Vater, alles Finanzielle alleine zu meistern, das Haus, den Garten, das tägliche Essen musste verdient werden. Zu dieser Zeit war es die Lebensaufgabe meiner Mutter und auch unsere, durch harte Arbeit in Haus und Garten, alles in Schuss zu halten. Es blieb keine Zeit für schöne Dinge, es war ganz selten, dass wir sie überreden konnten einen Ausflug zu machen. Sie schaute nur aufs Geld und war jeden Tag bemüht das Beste zu geben. Sie kam von der Arbeit heim und schuftete im Garten weiter und übernahm die Verantwortung für uns Kinder, die Erziehung, Schule usw. Sie hatte nicht viele finanzielle Mittel, aber durch den eigenen großen Garten konnten wir uns eine Menge ersparen. Wundern braucht man sich oft nicht, wie manche Menschen leiden müssen und wie schwer sie es im Leben haben. Was der Mensch alles aushalten kann und muss! Ein Ereignis folgte dem Nächsten, Positives und Negatives. Es zog sich dann später in meiner Familie fort. Positiv: Ich habe einen verständnisvollen und liebevollen Mann und eine ganz besondere Tochter, auf sie bin ich sehr stolz. Wir sind glücklich verheiratet, wir freuten uns so sehr als es eines Tages hieß: Sie sind schwanger! Unsere Tochter Bettina kam auf die Welt. Ein so freudiges Ereignis, wir konnten es gar nicht fassen. Negativ: Das nächste Tief holte uns ein. Bettina hatte von Geburt an immer wieder extrem starke Erscheinungen von Schuppenflechte und Neurodermitis am ganzen Körper, eitrig nässend, juckend, blutig, einfach schrecklich und das 12 Jahre lang.

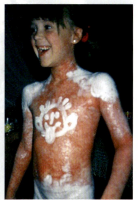 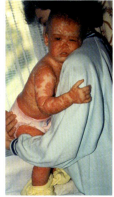 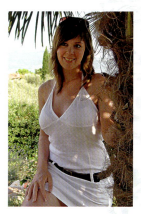

Bettina: vorher   *nachher*

Vor lauter Verzweiflung wendeten wir uns an die Medien, „VERA" Russwurm, Walter Schijok – Konflikte, RTL usw. Unsere finanziellen Ausgaben beliefen sich bis zu diesem Zeitpunkt auf ca. 150.000 Euro – irgendwann haben wir aufgehört zu rechnen. Die Behandlungen und Krankenhausaufenthalte kosteten ein Vermögen, außerdem viele Nerven, Geduld und Ausdauer. Nach den Fernsehauftritten bekamen wir eine Menge Zuspruch. Wir hatten eine Pflegeserie gefunden, die wenigstens von außen einmal die Hauterscheinungen ein bisschen verbessert hat.

Wenn man glaubt, jetzt hat man es geschafft, kommt oft die nächste „Watschn" (Ohrfeige). Manches holt uns ein wie ein Bumerang, man glaubt zwar meist, mich erwischt es nicht, doch jeder kommt anscheinend mal an die Reihe. Ich hab mich immer zurückgenommen. Mein Inneres und mein Körper waren ausgepowert, ich war leer. Zu dieser Zeit wurde ich auch noch intensiv gemobbt, da ich zu erfolgreich war. Ich wurde bekämpft, bis ich aufgab und mich aus diesem Betätigungsfeld zurückzog. Mir war meine Gesundheit einfach wichtiger, als diese belastende Situation. Ich konnte es fast nicht verkraften und war einfach kraftlos. Ich hing so an dieser Arbeit. Aber es heißt immer: „Wenn eine Türe zu geht, geht eine andere auf." So sehe ich es aus heutiger Sicht.

Der Spaß und die Freude waren wie weggeblasen. Ich war ausgepowert, wie ausgebrannt. Burn Out. Bei mir kamen langsam diverse Wehwehchen zum Vorschein und plötzlich wurde Gebärmutterhalskrebs diagnostiziert. Die Strapazen unserer Tochter, der Verlust meiner Mutter, das Mobbing, das mit mir betrieben wurde, meine starke Migräne, die mich auch viele Jahre begleitet hatte, trat wieder auf, mein Magen rebellierte, meine Wirbelsäulenverkrümmung, die ich schon als Kind hatte, schmerzte zunehmend. Alles meldete sich zurück, der seelische Zustand war ziemlich im „Keller". Der Körper setzte einfach Signale. Es ging mir alles durch Mark und Bein, ich konnte die Last nicht mehr ertragen. Es wurde mir alles zuviel.

Ich kann mich noch gut zurück erinnern, als Gebärmutterhalskrebs diagnostiziert wurde – zu diesem Zeitpunkt saß ich im Auto. Die Assistentin des Arztes rief mich an, diese Botschaft mitzuteilen war für sie sicher Routine. Ich war schockiert und fiel aus allen Wolken. Ich war doch diejenige, die anderen immer half und jetzt sollte ich selbst Hilfe benötigen? Das kann nicht sein. Das war für mich momentan ein tragischer Einbruch. Ich glaube, ich habe den Inhalt des Telefonats erst richtig realisiert, als ich zuhause ankam!

Tränen über Tränen liefen mir über meine vor Aufregung heißen Wangen. Der Gedanke an meine Mutter, sie starb an Krebs, meine Schwester hatte eine Totaloperation, mein Neffe ein bösartiges Gewächs… Was soll ich jetzt machen? Wie geht es weiter? An manchen Tagen überkam mich die totale Verzweiflung, aber zum Glück ist mir mein Mann Günther immer zur Seite gestanden. Eine ähnliche Diagnose war für meine Mutter das Todesurteil, aber ich wusste, nicht für mich!

Mein Mann war so besorgt um mich, das baute mich auf und gab mir Kraft und Energie. Er recherchierte sehr viel im Internet und tröstete mich: „Wir werden es gemeinsam schaffen!" Ich rief ein paar Ärzte und Therapeuten an, die ich kannte, die schulmedizinisch ausgebildet und auch mit alternativen Methoden vertraut waren. Alle rieten mir von einer Operation ab. Ich weiß aus meinen Ausbildungen, Kursen, Gesprächen mit vielen Ärzten und Therapeuten, jede Operation ist ein Eingriff in die Mutter Natur, jeder Schnitt durchtrennt unseren Energiefluss. Klingt ziemlich logisch, dachte ich mir und versuchte einfach auf natürliche Art und Weise mein Problem, den Gebärmutterhalskrebs, zu beseitigen. Ein Glück, dass ich mich schon solange mit der alternativen Medizin beschäftigt hatte und alles noch im Anfangsstadium war – dadurch habe ich mir viel erspart, das gab mir Trost und vor allem sehr viel Hoffnung! Nach ein paar Monaten wurde das Gewächs wieder kleiner und schließlich war nichts mehr da.

Es wurde mir bewusst, dass meine Lebensweise auch eine andere werden musste, ich musste mehr auf mich und meinem Körper schauen! Meine Gedanken waren immer bei meiner Mutter, meinem Kind, meinem verstorbenen Bruder, meinem Vater, der uns verlassen hatte. Teilweise versank ich fast in Selbstmitleid. Aber das Leben geht weiter und jetzt ist die Zeit gekommen, wo ich diesen Abschnitt meines Lebens gut abgeschlossen und gelernt habe besser auf mich zu achten. „Im mittleren Alter" kommt man zur Vernunft. Ich führte viele Gespräche, machte Therapien und das half mir über das

Gröbste hinweg. Ein Leben in Balance zu führen, war mein Ziel und das tue ich heute. Für mich war das die Lösung bzw. die Heilung.

Ich erzählte meine Diagnose unserer Tochter lange nicht, ich wollte ihr einfach die Hiobsbotschaft und die damit verbundene Aufregung ersparen. Ich hatte auch etwas Angst, sie könnte sich zuviel aufregen und vielleicht wieder Hauterscheinungen bekommen. Ich wollte es erst mal schaffen, jahrelang ohne Symptome zu sein und erzählte ihr erst vor kurzem von meinem Geheimnis. Jetzt nach 7 Jahren, kann ich sagen, ich habe es geschafft. Ich ernähre mich gut, nehme täglich meine natürlichen Mikronährstoffe und drei Teelöffel gutes Öl zu mir, habe einen tollen Job, der mir Spaß macht, mache etwas Bewegung, hole mir den Schlaf, den ich brauche und das Wichtigste: Ich nehme mir viel Zeit, um mit meiner Familie zusammen zu sein. Bitte vergessen Sie nicht: Geben Sie NIE auf! Es gibt immer einen Weg!

Brigitte Lang, Oktober 2012

DER WEG IN DEN GESUNDHEITSBEREICH

Vor 22 Jahren fing ich an viele Ausbildungen zu absolvieren, um mir Klarheit über die Ursachen verschiedener Krankheiten zu verschaffen, um besser mit der ganzen Situation umzugehen und in erster Linie einmal uns selbst helfen zu können – u.a. zur diplomierten Fachpraktikerin für Ernährung und Vitalstoffe, Hand- und Fußreflexzonenmassage, Dorn-Methode und Breuss-Massage, Basiskurs für die Biopraktikerin in einer Fachschule für Naturheilkunde. Weiters besuchte ich für ein Modul ein Dunkelfeldmikroskopieseminar, nur um ein besseres Verständnis für die Blutanalyse zu bekommen. Es folgten dann noch viele Ausbildungen in Reiki, Seminare über Bachblütenberatung, Kosmetikinhaltsstoffen und deren Auswirkungen, Kinesiologie, Entspannungstechnik, Stressbewältigung, etc.

Außerdem waren die Ausbildungen eine gute Sache, um etwas Abstand von den familiären Problemen meiner Kindheit und diversen Stresssituationen zu bekommen, andere Sichtweisen kennen zu lernen und persönliche Erfahrungen zu sammeln. Es ist schwierig, den Nutzen einer Therapie zu beurteilen, wenn man kein Fachwissen dazu hat. Erst wenn man sich selbst mit der Materie auseinandersetzt, kann man auch gute Entscheidungen treffen. Mir wurde z.B. oft gesagt, dass die Ernährung keine große Rolle spiele für die Gesundheit des Körpers, doch dank meiner Ausbildung zur diplomierten Fachpraktikerin für Ernährung und Vitalstoffe, sammelte ich genug Wissen und Erfahrungen, um diese Meinung zu widerlegen. Die richtige Ernährung spielt eine wesentliche Rolle, um den Körper gesund zu erhalten, das weiß ich heute mit Sicherheit und dieses Wissen kann ich auch tagtäglich anwenden. Im Laufe dieser Ausbildungen lernte ich viel über die Grundbegriffe der Ernährung und über Inhaltsstoffe in unseren Nahrungsmitteln, über die Anatomie und Stoffwechselvorgänge des menschlichen Körpers. Wie wichtig Wasser für uns ist, Heilpflanzen und ihre Wirkungen, Wohngifte zu erkennen (z.B. chemische Stoffe in Reinigungsmitteln), Elektrosmog u.v.m.

Während dieser Ausbildung lernte ich einen sehr interessanten Menschen kennen (einen Dozenten unserer Schule), der einigen von uns bei der Aufarbeitung ihrer Vergangenheit mit Hilfe der so genannten Clustertherapie – Verhaltensmuster, half. Diese Therapieform ist zwar aufs erste sehr schwer zu verstehen (genauere Informationen unter Prägungen). Die Prägungen des Lebens sind, so denke ich, den meisten Menschen nicht bewusst. Für mich war es damals komplettes „Neuland." Das Verständnis dafür kam erst später, als ich mit dem Thema interessehalber intensiv auseinander gesetzt habe. Neben der Clustertherapie, die für mich verblüffende Erkenntnisse über meine Vergangenheit brachte, war auch die Familienaufstellung eine große Hilfe, mit der ich Jahre später meine eigene Vergangenheit aufarbeiten konnte. Ich hätte mir nie träumen lassen, welche Gefühle und Ansichten bei einer Familienaufstellung zu Tage kommen.

Die Erkenntnisse, die ich daraus gewonnen habe, haben mich noch mehr in der Ansicht bestärkt, dass nicht nur der Körper, sondern auch die Seele unterstützt werden muss, um eine Heilung zu erzielen. Wir werden von jeder Gegebenheit geprägt.

In einem mehrtägigen Seminar mit dem Titel „Entschlacken, Entsäuern und Entgiften" erfuhr ich vieles über Wasser und einiges über ein Thema, das ich vorher nur belächelt hatte: Vegetarische Ernährung. Ich versuchte nun, mit einiger Anstrengung und Überwindung, mich selbst vollwertig und vegetarisch zu ernähren. Doch mit der Zeit ließ meine Konsequenz wieder nach. Meine Bilanz ist jedoch, je natürlichere und vollwertigere Lebensmittel man wählt, umso mehr positive Informationen werden gespeichert, die sie als Kraft und Energie an den Körper spenden.

Ich las ca. 900 Bücher zum Thema Ernährung und Gesundheit, führte viele interessante und informative Gespräche mit Gleichgesinnten. Die Ausbildungen, Seminare, Vorträge und Bücher waren ein Erfahrungsschatz für mein Leben. Ich versuche seither stets alles sehr nüchtern zu betrachten. Für meine Familie und mich nahm ich das Beste aus alldem heraus und versuche heute, dieses Wissen so gut wie möglich in unserem täglichen Leben umzusetzen.

All diese Erfahrungen haben mir gezeigt, dass es vor allem wichtig ist, ausgeglichen und ausgewogen zu leben. Nur wenn Körper, Geist und Seele gleichermaßen beachtet werden, sind Harmonie und dauerhaftes Wohlbefinden gewährleistet. Wie in unserem Fall klar und deutlich zu sehen ist, spielt die Vergangenheit eine große Rolle bei der Bewältigung seelischer Probleme und der Entgiftung des Körpers, schlicht gesagt bei der Entledigung der Giftstoffe. Wenn die seelische, geistige und körperliche Komponente nie richtig „bearbeitet" wird, brechen sie ständig wieder in die gegenwärtige Lage ein und verhindern so den Weg zur „Wahren Xundheit" – „Wahre Gesundheit" ist das Ziel eines jeden Menschen.

Durch die vielen verzweifelten Hilferufe, Fernseh- und Printmedien-Auftritte, (Bettina zählte als einer der schwersten Fälle in Österreich), wollten einige Moderatoren nach Jahren wissen, wie es denn nun der damals noch „kleinen" Bettina geht. In der Sendung „Vera Spezial 2005", (wo aus 10 Jahren die brisantesten Geschichten mit den meisten Einschaltquoten präsentiert wurden), durften wir unsere Erfahrungen einem breiten Publikum weitergeben.

Da Bettina von außen keine oder nur mehr wenige Hauterscheinungen hatte, war das sensationell. Aus ganz Österreich, Deutschland, Schweiz, Italien und sogar aus Spanien, bekamen wir Anfragen was Bettina so geholfen hat. Die guten Tipps und Möglichkeiten gaben wir an viele betroffene Hautleidende weiter. Immer mehr zufriedene Kunden kamen durch Mundpropaganda zu uns. Wir gewannen noch mehr an Wissen und Erfahrungen. Die Kontakte waren und sind eine wahre Bereicherung und sehr wertvoll für mich als Mensch. Viele bestärkten mich, doch ein Buch zu schreiben und sagten zu mir: „Von selbst Betroffenen gäbe es wenige Bücher in diesem Bereich. All die Erfahrungen von euch und von anderen auch nachlesen zu können, wäre spannend." Sie waren einfach neugierig auf die vielen Ausführungen. Total motiviert, entschloss ich mich kurzerhand, dieses Wissen in einem Buch zu verfassen. So entstand mein erstes Werk „Hautnah erlebt" im Jahr 2005, darin haben wir unsere Geschichte erzählt und verarbeitet. Durch dieses Werk ergab sich bei der Sendung von Barbara Karlich die Möglichkeit, noch mehr Publikum zu erreichen.

In den weiteren Jahren waren manchmal noch kurze Schübe oder nur mehr vereinzelt Reaktionen. Seit Bettina auf die Ernährung achtet, auch Mikronährstoffe regelmäßig zuführt, die Seele baumeln lässt und den Darm stets ausbalanciert, ist Ruhe eingekehrt. Oft ist man für manche Dinge nicht zugänglich, weil jeder schon viele schlechte Erfahrungen gemacht hat. Defizite sollten einmal aufgefüllt und der Körper entgiftet werden, das ist ganz wichtig, aber vielen Menschen leider nicht bewusst. Man will von den ganzen „RAT-SCHLÄGEN" einfach nichts mehr hören! Oft sind es ganz einfache Dinge die bei Defiziten weiterhelfen. Doch einfache Möglichkeiten werden von uns Menschen sehr oft in Frage gestellt. Der Krankheitsweg unserer Tochter Bettina hat uns sehr geprägt, auch im positiven Sinn. Alles hat seine zwei Seiten.

Wir arbeiten nun schon seit 24 Jahren im Gesundheitsbereich und unsere Erfahrungen sind unerschöpflich. Wir könnten viele Bücher füllen. Doch ein Buch zu schreiben ist gar nicht so einfach. Zu Beginn ist wichtig: Welches Thema wähle ich, ist es überhaupt interessant genug? Zweiter Schritt: Einen guten Verlag suchen. Es hat nur Sinn, die Botschaften auch an die Frau oder Mann zu bringen, um dadurch den Menschen etwas zu vermitteln, was einem auf dem Herzen liegt. Alles grob niederschreiben, Texte ordnen, Bilder, Zeichnungen, Fotos, Spezialisten für gewisse Beiträge gewinnen. Recherchieren nach interessanten Erkenntnissen, das ist die meiste Arbeit, wenn man Spezielles schreiben will, Quellenhinweise aufzeigen, Umschlag gestalten, Texte verfassen, usw.!

Durch die vielen Vorträge im Gesundheitsbereich in Österreich und weit über die Grenzen hinaus, hören wir immer eine gewisse Skepsis bei natürlichen Möglichkeiten. Diese aus dem Weg zu räumen, haben wir uns zur Lebensaufgabe gemacht. Die weiteren Erfahrungen der letzten Jahre brachten viele Erkenntnisse. Eine intensive Zusammenarbeit mit Ärzten, Therapeuten, Gesundheitsexperten, Natur- und Bioläden, in ganz Österreich usw. entstand. Auf die Zusammenarbeit mit vielen renommierten Ärzten aus ganzheitlichen und schulmedizinischen Richtungen sind wir ganz stolz. Eine große Ehre ist es für uns, den weltbekannten Herz-Spezialisten Dr. Gerald Tulzer in unserer Nähe zu wissen. Viele Experten haben uns großes Vertrauen entgegen gebracht. Dafür möchte ich mich auf diesem Wege einmal bei allen, die uns kennen, sehr herzlich bedanken.

Aus der Motivation und Erfahrung heraus und Dank der tollen Zusammenarbeit mit vielen Experten, entstand mein zweites Buch. Es ist mir ein großes Bedürfnis mit meinen Erfahrungen Menschen zu einem besseren Leben verhelfen zu können. Jeder ist aufgefordert, jeden Tag, seine Gesundheit nicht als Selbstverständlichkeit hinzunehmen.

Das Leben ist so einfach, wenn wir die einfachen Dinge auch bevorzugen. Heute ernähre ich mich ausgewogen, vorwiegend basisch, übertreibe nichts, habe eine gute Lebenseinstellung, bevorzuge jeden Tag Obst und Gemüse, einige Teelöffel ArganPur-Öl und nehme zusätzlich noch natürliche Nahrungsergänzungen zu mir. Diese beinhalten sehr viele sekundäre Pflanzenstoffe, weil ich nicht tagtäglich die Möglichkeit habe, mindestens 5 Portionen Obst, Gemüse und Beeren zu essen, die von der WHO/Weltgesundheitsorganisation empfohlen werden. Das ist alles! So kann man ein ganzes Jahr über, wahres Wohlbefinden spüren. Vorbeugen ist immer besser als Heilen.

Wenn man sich mehr und mehr mit dem Sinn des wahren Lebens auseinandersetzt, desto mehr schaut man auf Kleinigkeiten und die wesentlichen Dinge. Der Körper sollte einfach in jeder Hinsicht im Gleichgewicht sein (Körper, Geist und Seele). Nimmt z.B. die Säure überhand, ist der Körper nicht mehr im Einklang. Der Körper sollte sich Schritt für Schritt von Belastungen entledigen können, in jeder Richtung. Die Selbstheilungskräfte setzen ein und unser Inneres hat die Chance, die Vollkommenheit zu erreichen.

Heute ist uns bewusst, dass unsere Gefühle, Gedanken, Worte, Sichtweisen, alle psychischen Situationen, Entspannungsmethoden, Ernährungsgewohnheiten, Bewegung, Umfeld und unsere Umwelt, sehr stark daran beteiligt sind, wie es uns geht.

Nun, schon vor 2.000 Jahren wussten die Stoiker:
„Es sind nicht die Dinge, die uns beunruhigen,
sondern unsere Sicht der Dinge."

Verschiedene Sichtweisen ändern

Es gibt viele Sichtweisen: Die Einsicht – das Aha-Erlebnis, Umsicht und Rücksicht – hilfsbereit sein, Weitsicht – Ziele setzen, Zuversicht – Vertrauen schaffen, Voraussicht – planen, Absicht – helfen, Klarsicht – klaren Kopf bewahren, Durchsicht – etwas Kontrolle schadet nie, Vorsicht – ist gut, aber zu große Skepsis kann blockieren – Chancen können dadurch oft verpasst werden.

Genießen Sie Ihr Leben und lassen Sie sich auf neue Dinge ein! Sehen Sie alles mit etwas anderen Augen, gelassen und locker, es befreit, es lebt sich einfach leichter. Also packen Sie es an und ändern Sie etwas. Betrachten Sie alles bewusster und setzen Sie es in die Tat um. Wenn nicht jetzt, wann dann?

Gesundheit ist nicht alles,
aber ohne Gesundheit ist alles nichts.
Arthur Schopenhauer

WHO-Weltgesundheitsorganisation: Die Gesundheit wird von der WHO selbst definiert als ein Zustand vollständiger, geistiger und sozialen Wohlbefindens und zeichnet sich nicht nur durch Abwesenheit von Krankheit oder Behinderung aus.

Bettinas Leidensweg war gezeichnet von Anwesenheit von Krankheit/Symptomen. Die Aussicht auf Heilung war schlecht. Ihr Weg war sicher einzigartig. Eine Herausforderung für Ärzte. Erst nach den Fernsehauftritten konnten wir sehen, wie viele Betroffene es wirklich gibt und wie viele Leute leiden. Kein Mensch ist auf dieser Welt alleine, aber man glaubt in solchen Situationen es zu sein. Man denkt die Welt geht unter! Man will nichts mehr hören, gute Tipps kommen in die Schublade, man geht mit Scheuklappen durchs Leben. Man will einfach Ruhe haben.

Anstatt manche Menschen anzuhören wie sie schwierige Situationen gemeistert haben, schaltet man auf „Durchzug." „Man kann es nicht mehr hören!" „Versprechungen über Versprechungen und nichts hilft!" Man hat nicht immer die Kraft gegenüber neuen Möglichkeiten aufgeschlossen zu sein, weil schon soviel schief gelaufen ist, man ist einfach überskeptisch. Ich sehe das alles ein, auch wir haben so reagiert, leider nicht immer zu unserem Vorteil, erst Jahre später ergreift man gewisse Maßnahmen und heute sagen wir, hätten wir doch auf den einen oder anderen gehört, wir hätten uns viel Leid und Geld erspart. Zum Beispiel das Thema: Mikronährstoffe. Das war für uns immer tabu, ich hielt nie etwas von Nahrungsergänzungsmitteln. Über vieles sieht man hinweg. Man beschäftigt sich auch nicht ausreichend damit. Ja, vielleicht oberflächlich und hier winkt man dann ab, wenn man sich wo nicht richtig auskennt, sagt man: „Nein danke, kein Bedarf, mir geht es sehr gut!" „Oder ich will von dem nichts wissen!" Manche sind auch nicht konsequent genug um etwas durchzuziehen.

Heute kann ich sagen, unsere Familie hat fürs Leben gelernt, wir sind aufgeschlossen. Ich weiß, als Angehöriger oder Leidender hat man einfach so viele Dinge zu organisieren. Man hat meist keine Zeit über Ernährung, schon gar nicht über Nahrungsergänzungen nachzudenken. Oder wie wichtig es ist, das Richtige zu trinken. Man ist getrieben von einem Arzttermin zum anderen zu hasten, in die Apotheke um Medikamente abzuholen, eincremen, pflegen, spezielle Kost zubereiten, das Einkaufen wird zur Wissenschaft. (Heute ist mir bewusst, dass aufmerksames Einkaufen wirklich „Wissen schafft!") Heutzutage ist es wichtiger denn je, zu wissen, dass ALLES seine Spuren hinterlässt. Unser Essverhalten, ob in flüssiger oder fester Form, was wir einatmen, was wir zu uns nehmen, welche Hautpflege verwendet wird, welche Qualität der Kleidung getragen wird, Natur oder Synthetik uvm., alles setzt sich fest – es manifestiert sich. Wir sollen nichts was in uns entsteht z.B. Krankheit bekämpfen, sondern die gesunden Anteile des Menschen stärken! Aber viele Menschen wollen nicht hören sondern fühlen.

Manche warten solange bis der Organismus streikt. Sicher, jeder hat seine eigene Schiene. Man sollte trotzdem eine große Skepsis beiseite schieben und mit Vertrauen und Zuversicht in die Zukunft sehen. Es ist das Schönste was es gibt! Die Liebe zur Umwelt und zu seinem Umfeld intensiv zu entdecken und wahre Lebensqualität zu entwickeln. Jeder Tag wird dann ein Erlebnis!

WIE SCHLIMM MUSS EIN LEIDENSWEG SEIN, UM VERÄNDERUNG ANZUSTREBEN?

*„Wer heute keine Zeit für seine Gesundheit hat,
wird später viel Zeit für seine Krankheit brauchen."*
Sebastian Kneipp

Bitte warten Sie nicht und verändern Sie „etwas" ab morgen, sondern handeln Sie jetzt. Jetzt ist der beste Zeitpunkt. Die Gegenwart, so wie wir uns fühlen und alles was wir gerade erleben, kann man nur dann richtig genießen, wenn man vollkommene Gesundheit spüren kann. Ist eine Beeinträchtigung/Sorgen/Krankheit usw. in unserem Leben gegeben, wird das Erlebte nie zu dem, was es eigentlich sein soll. Die Voraussetzungen sind ganz simpel – „der gesunde Hausverstand" und eine gute ehrliche Lebenseinstellung führen uns zu einem erfüllten Leben. Nur wenn man sich rundum glücklich fühlt, dann wird alles, „sogar die Arbeit" zum echten Erlebnis.

„Wenn die Grundvoraussetzungen nicht stimmen, kann die beste Medizin nichts erreichen. Wenn allerdings die Grundvoraussetzungen gegeben sind, braucht man kaum noch Medizin."
Ina Gutsch, Fachschule für Naturheilkunde 2009

Herausfordernde Zeiten/schwere Krankheiten/tiefe Phasen des Lebens hat jeder einmal zu bewältigen, doch das können wir alle besiegen. Schwierige Zeiten sind eine Lernphase. Jeder kann diese Abschnitte des Lebens bewältigen. Sie sind eine wahre Chance zur Persönlichkeitsentwicklung, eine Lebensschule! Wir müssen beginnen unser Leben zu überdenken, die Probleme und Ereignisse zwingen uns oft dazu. Sobald wir diese schwierigen Phasen akzeptieren, ist die wichtigste Entscheidung getroffen. So können wir Schritt für Schritt Änderungen vornehmen. „Der Weg ist uns sowieso vorgegeben," wie viele Menschen stets behaupten. Ich denke, dass in diesem Satz viel Wahres steckt. Wir können nur die Aufgaben des Lebens besser gestalten, indem wir die positive Seite des Lebens beherzigen.

Einschneidende Ereignisse/Hindernisse/Probleme Krankheiten sind oft nötig, um „aufzuwachen". Krankheit ist nur ein Weg. Ein „Zeichen" des Körpers. Die Ursache drängt vom Unterbewusstsein ins Bewusstsein und wird uns als Symptom gezeigt. Der Körper schreit nach Hilfe.
Rüdiger Dahlke

Wir wissen aus eigener Erfahrung und haben es hautnah erlebt, solange der Leidensweg nicht groß genug ist, werden wir Menschen nichts ändern, vieles haben wir lernen müssen, dürfen, können. Die Ursache, die Signale werden dem Menschen bewusst. „So kann und will ich nicht mehr weiter leben!" Kleine Wehwehchen, hier werden keine Veränderungen getroffen, es muss so richtig weh tun, ein richtig großer Leidensdruck sein, mit dem es kein Aushalten mehr ist, dann, ja dann… fangen wir an, Hilfe zu suchen und anzunehmen! So haben wir es selbst erlebt. Ist es nicht mehr auszuhalten, laufen wir alle von einem Therapeuten und von einem Arzt zum anderen. Wir wollen alle gleich gesund sein, doch das Gesetz der Natur lautet: „Was du säst, das wirst du ernten", wir haben es selbst verursacht. Darum heißt es immer wieder, (aber leider nehmen wir diese Sätze nicht so ernst) „Vorbeugen ist besser als heilen."

Rechtzeitig vorsorgen und so natürlich wie möglich leben, dem Umfeld und unserer Welt mit Respekt begegnen. Tag für Tag die Selbstverantwortung für seinen Körper, Geist und Seele zu übernehmen, das sollte das Ziel sein, um wahre Gesundheit zu erreichen. Mir war das auch lange nicht so wirklich bewusst, was alles dazu gehört, um glücklich und zufrieden zu sein.

Viele interessante Therapien und Methoden lernte ich während den vielen Untersuchungen kennen, unter anderem die ClusterTherapie. Durch Abnahme von körperlichen Substanzen wie Blut, Speichel, Haut, Haare, usw. wird herausgefunden, was im Körper los ist. Alle Speicherungen/Prägungen kommen zum Vorschein. Eine Menge wird erfolgreich verdrängt. Aber mir ist es erst so richtig bewusst geworden als ich die Ergebnisse von dieser Therapie sah. Der Körper merkt sich wahrhaftig alles. Er zeigt jeden Ernährungsfehler, Bewegungsfehler, jedes Fehlverhalten, schlimme Ereignisse/Unfälle/Verlust von geliebten Menschen, jede Familiensituation auf. Entspannungsmöglichkeiten, Ernährungsvorschläge werden empfohlen, es wird aufgezeigt wie man es verbessern kann. Unvorstellbar aber wahr! Heute weiß ich und es ist mir bewusst was die Gesamtheit ausmacht. Irgendwann kommt die Retourkutsche. Ob man es glauben will oder nicht. Der Körper rächt sich genauso, wie die Natur! Bewusst leben, das zahlt sich aus! Wir brauchen eine körperfreundliche Ernährung. Also in allen Bereichen und Beziehungen, mit dem Körper, Geist und Seele achtsam umgehen.

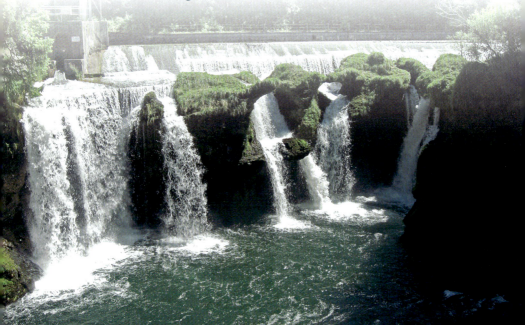

ALLE PRÄGUNGEN IN UNSEREM INNEREN

Alle Prägungen in unserem Inneren werden Anhäufung, Muster genannt. Der Begründer der ClusterMedizin (Cluster = engl. Anhäufung) ist Ulrich-Jürgen Heinz. Die ClusterMedizin ist eine diagnostische Methode, die über Mustererkennung für den Klienten nahezu eine Million Daten verarbeitet und auswertet. Die Körpersubstanzen werden kristallisiert und der entstehende Kristall wird untersucht. Herangezogen wie bereits erwähnt, werden Blut, Urin, Ohrenschmalz, Haut uvm. Alle Körpersubstanzen präsentieren die beeinträchtigten Prozesse des dargestellten Organismus präzise.

Die Auswertung der Muster erfolgt erstens über Klärung der krankmachenden Gegenwart und ihrer Ursache, zweitens über Klärung der durch Menschen verursachten Leidensgeschichte (Verletzungen, Traumata, Verluste) und drittens über Klärung der daraus resultierenden toxiformen Leidensgeschichte (durch Stoffwechselgifte, Herde, Narben, Ablagerungsmuster in Organen).
Bei dieser Therapieform geht man davon aus, dass die meisten Krankheiten in der Regel durch (nahestehende) Menschen verursacht werden und es sich um eine individuelle Deformation der Persönlichkeit handelt, die Ausdruck eines spezifischen Defizits ist, das durch die Art und Weise des menschlichen Umganges miteinander entsteht.

Allen chronischen Erkrankungen liegen massive Defizite des Wollens, Nichtkönnens und Nichtdürfens zugrunde, die das krankhafte Geschehen im Hintergrund steuern und über spezifische Organe zum Ausdruck bringen. Gesundheit und Krankheit sind keine Zufälligkeiten, sondern das Ergebnis eines feinen Wechselspiels zwischen „SOLL" und „IST".

Um diesen wichtigen Zusammenhang besser zu verstehen, sei an dieser Stelle an einigen Organen verdeutlicht, welches hintergründige Geschehen der Gefühls- und Bedürfniswelt dort zugrunde liegt.

Findet in der Kindheit keine Vermittlung dieser Gefühle statt, kommt es zu Defiziten:
- Das schlägt mir auf den Magen (Magen)
- Mir läuft die Galle über, wenn … (Galle)
- Das Problem kann ich nicht verdauen (Darm)
- Du erdrückst mich mit deiner … (Lunge)
- Wenn ich das höre, bekomme ich so einen Hals (Schilddrüse)
- Dem ist eine Laus über die Leber gelaufen (Leber)

Die Organe verstehen sich hierbei als Manifestationsort unserer Bedürfniswelt. Treten Erkrankungen an diesen Orten auf, geht es um entsprechende Bedürfnisse, die umgesetzt werden wollen, aber nicht umgesetzt werden können oder dürfen.

Es wird auch mit Bildtafeln gearbeitet, aus denen der Klient intuitiv die auf ihn und seinen Zustand passendem Muster auswählen soll. Mit Hilfe dieser Tafeln kommt zum Vorschein, was den Klienten am tiefsten verletzt, worunter er am meisten leidet, welche traumatischen Ereignisse und Entgleisungen in seinem Leben stattgefunden haben.

Neben der indirekten Informationsgewinnung über den Kristall ist auch eine direkte über Provokation und Assoziation gespeicherten Inhalte vor allem des Unterbewusstseins möglich. In unserem Großhirn sind alle Prozesse und Ereignisse der Vergangenheit gespeichert.

ClusterMedizin verlangt einen mündigen Klienten. Einen, der etwas für sich tun will. Immer mehr Klienten, die unter einer schleichenden Vergiftung durch verschiedene Präparate leiden, kommen in die Praxen der ClusterMediziner. Es macht einen schon sehr nachdenklich, wenn Medikamente nicht in den Mülleimer, sondern auf einer speziellen Mülldeponie entsorgt werden müssen.

Unsere Prägung fängt nicht erst nach der Geburt an, sondern einige Generationen vor unserer Zeugung. In unseren Genen liegen die der

Ahnen mit all ihren Vor- und Nachteilen. Unsere Verhaltensweisen werden aus den bewussten, unbewussten und erworbenen Verhaltensinformationen (Konditionen) bestimmt. Aus diesen Verhaltensmustern heraus fühlen und handeln wir.

Ein Kind wird alle Gefühle der in ihm abgelegten Muster später in sich tragen. Es empfindet bereits im Bauch der Mutter Freude, Kummer, Leid, Akzeptanz. Auch die Geburtsphase ist sehr wichtig, durch den hohen Stand der Technik werden sehr schnell Traumatisierungen erzeugt. Spritze hier, Spritze da, manchmal kommt es sofort nach der Geburt zu einer Trennung von der Mutter. Die Folge ist sehr oft eine übergroße Verletzlichkeit des Kindes. Die nächste Phase ist die Krabbelphase. Viele Kinder kommen in einen Laufkäfig, werden regelrecht eingesperrt. Danach kommt die Gehphase, das Kind erobert sein eigenes Umfeld. Die „Ich-Gestaltung" beginnt. In der frühen Schulzeit wird die „Ich-Erkennung" ausgebaut. Wenn sich in diesem Stadium Abgrenzungsprobleme einstellen, dann wird das Kind zum Spielball der anderen. Viele Menschen üben auf das Kind Druck aus. Wir müssen lernen, diese Konditionierungsmuster zu erkennen und sie zu begreifen, um sie dann anzunehmen und abzuarbeiten, sonst lernen wir nie aus der Evolution und schlagen uns weiterhin die Köpfe ein, Neid und Hass werden weiter herrschen.

In dem Augenblick, in dem wir die Muster (die uns den hohen Blutdruck, den wachsenden Kummerspeck oder die überlaufende Galle beschert haben) erkannt, angenommen und dann abgearbeitet haben, löschen wir diese. Erst dann können wir so leben, wie wir es wollen. Die Wechselbeziehung zwischen Geistigem/Seelischem und Körperlichem ist unbestreitbar, obwohl einige immer noch meinen, diese beiden Bereiche strikt trennen zu müssen. Es wird immer noch versucht, das Körperliche mit seinen Erkrankungen nur mit Medikamenten zu therapieren, ohne den dafür bestehenden seelischen Hintergrund zu eruieren. Wichtig ist aber beides, natürliche Medikamente, Supplemente und die Beachtung der Psyche.

Unsere Prägungen… Die Kinder sind ein Abbild der Eltern. Wir wissen alle, dass ein Mensch in der vorgeburtlichen Phase, weiters in den ersten Jahren nach der Geburt stark geprägt wird. Alles, was er in der Entstehungsphase und in seinem Leben erlebt, ist als Information gespeichert. Das Fundament wie ich schon erwähnt habe sind wir, die Eltern! Die gesamte Familiensituation/auch die Vorfahren-Ahnen, ob Erfahrungen, Ereignisse, Unfälle, Krisenzeiten, soziales Verhalten, Mängel, Ängste, Ernährungsverhalten, Fähigkeiten… alles ist in unserem Unterbewusstsein verankert.

Quelle: ClusterMedizin im Anhang

Seien wir uns dessen bewusst, dass sich unser Körper auf alle Prägungen in unserem Leben erinnern kann, und welche AUSWIRKUNGEN das für unseren Körper darstellt: Unser Körper erinnert uns mit Hilfe seines Aussehens, seiner Haltung und seiner Symptome an die längst vergangenen Siege und Niederlagen, Kränkungen, feindseligen Abkapselungen, Liebkosungen und Entwertungen unserer Vergangenheit. Also ewig beurteilen, nörgeln und maßregeln wird auf die Dauer kontraproduktiv sein, was aber in einigen Familien praktiziert wird. Die Kinder und auch wir im Erwachsenenleben brauchen Liebe, Zuneigung, Halt, Geborgenheit, Umarmungen, Beachtung, Anerkennung uvm.

Louise L. Hay sagt:
„Jeder kann nur das weitergeben, was er gelernt hat. Unsere Eltern haben ihr Bestmögliches mit dem geleistet, was ihnen als Kindern beigebracht worden war. Wenn Sie Ihre Eltern besser verstehen wollen, dann lassen Sie sie von Ihrer Kindheit erzählen; und wenn Sie einfühlsam zuhören, werden Sie erfahren, woher Ihre eigenen Ängste und starren Verhaltensmuster kommen. Die Menschen, die Ihnen all diese Dinge angetan haben, waren genauso verschreckt und verängstigt, wie Sie es heute sind. Man kann es Ihnen nicht übel nehmen. Keiner hat Schuld an den Krankheiten der Angehörigen. Alles in unserem Leben ist Bestimmung, wir alle haben eine Aufgabe zu erfüllen."

Jeder ist seines Glückes Schmied! Alles beginnt mit der Erziehung. Eine gute Kinderstube ist gefragt: Darum ist auch gutes Benehmen so wichtig, es ist keine spießige Idee der Erwachsenen, sondern hat Konsequenzen im Leben. Kinder erwarten zu Recht, Anleitung und Orientierung, sonst wird es schwierig in späteren Lebensumfeldern, wenn sie in den Kindergarten oder Tanzkurs gehen oder ein Bewerbungsgespräch führen. Kinder, die die Umgangsformen in jungen Jahren gelernt haben, gehen später viel selbstverständlicher und deshalb auch selbstbewusster durch die Welt. Kinder im Vorschulalter sollten „mein" und „dein" unterscheiden; grüßen und zurückgrüßen; vor dem Essen Hände waschen und nicht mit dem Essen spielen; bei Tisch warten bis alle anfangen, und sitzen bleiben bis alle fertig sind; beim Husten oder Gähnen die Hand vor den Mund halten; „bitte" und „danke" sagen; beim Sprechen Blickkontakt halten; Respekt vor Pflanzen und Tieren haben, Kinder sollten andere ausreden lassen; Bei Verfehlungen um Entschuldigung bitten; „Du" und „Sie" bei Erwachsenen unterscheiden; in öffentlichen Verkehrsmitteln für ältere oder behinderte Menschen sowie für Mütter mit kleinen Kindern aufstehen; mit Besteck und Serviette umgehen können; geräuschlos essen; sich an Abmachungen wie Uhrzeiten halten; ihre Kleidung schonen.

Wenn die Schulzeit beginnt, werden sich Eltern und Lehrer wieder mit „Zappel-Philipp" und „Hans-guck-in-die-Luft" herumschlagen müssen, mit „hyperaktiven" und lernschwachen Kindern. Grund für dieses auffällige Verhalten von Kindern könnte aber das Aufmerksamkeitsdefizit-Syndrom mit oder ohne Hyperaktivität sein. In den prägendsten Jahren der Kindheit sind die Kinder oft ungerechtfertigter Kritik, Kränkungen, moralisierenden Vorwürfen und Bestrafungen ausgesetzt, weil ihr erzieherisches Umfeld aus Unwissen von vorsätzlichem Fehlverhalten, Dummheit und/oder Faulheit ausgeht.

Quelle: Klinger Blickpunkt 211, 17. Jänner 2008

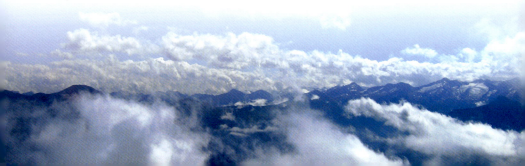

KRANKHEIT ALS WEG, „DIE KUNST" DIE VERGANGENHEIT ZU ÜBERWINDEN

Ein alter Kindervers: „Für jedes Leid auf dieser Welt, so scheint`s, gibt es ein Mittel oder keins. Ist eines da, versuch`s zu finden! Ist keines da, musst du`s überwinden!"

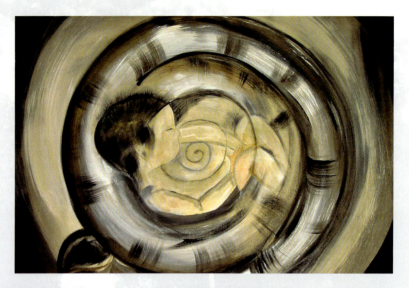

Jeder hat ein schwaches Organ, dies sollte man stärken. Wir schätzen und wir nehmen unsere Gesundheit erst dann wahr, wenn wir kurz davor stehen, sie zu verlieren.

Wir, in unserer eigenen Familie, haben ca. 150.000 Euro für „die Bekämpfung" der Symptome bis zum 12. Lebensjahr für unsere Tochter ausgegeben. Jeder muss seinen Weg gehen. Das Leben ist zum Lernen da. Das Verständnis zu bekommen, wieso und warum dieses Schicksal so wichtig ist. Die Erkenntnis daraus, die Bedeutungen, warum überhaupt jemand so einen schrecklichen Leidensweg durchleben muss. Aus heutiger Sicht sehe ich es sehr nüchtern und stelle einfach in den Raum: „Alles hat seinen Sinn!" Ob etwas Negatives oder Positives in unser Leben kehrt, wir lernen fürs Leben und für unsere Nachkommen, unsere Kinder. Wir können heute mit Stolz sagen, unsere Tochter hat so großartige Sichtweisen für ihr Leben gelernt, dass ich ihr nur gratulieren kann, sie wird ihr Leben leben. Sie konnte ihre Vergangenheit loslassen, und kann sich dem wahren Leben widmen.

Die Vergangenheit und das gegenwärtige Handeln bestimmen, wie wir uns morgen fühlen werden. Brigitte Lang

Nicht ewig in Schuldgefühle versinken oder in Mitleid untergehen. Das hat keinen Sinn. Das JETZT zählt! Wir müssen die Vergangenheit los lassen. Das „Bewusst-Werden" diverser Situationen ist von großer Bedeutung.

„Mitleid bekommt man gratis, Neid muss man sich erarbeiten", so heißt es. Das ist wahrhaftig so. Doch wer will schon Mitleid? Auch Neid hat in unserem Leben nichts verloren. Die Phasen unseres Daseins sind übersät mit Gefühlen, Sehnsüchten, Verkümmerungen. Der Schrei nach Geborgenheit und Anerkennung drängt sich stets in unser Leben. Wir laufen manchmal unseren Gefühlen davon. Unser Leid entsteht oft dadurch, weil wir uns zeitweise nicht so um unser eigenes Wohl und um das Wohl unserer Mitmenschen kümmern. Wir werden immer nur gekränkt und verletzt mit Worten, und das kann im wahrsten Sinne des Wortes „krank" machen. Wir fühlen uns erledigt und kränkeln.

Wir fühlen uns geborgen wenn wir Aufmerksamkeit erlangen, umhegt und gepflegt werden, ist das nicht der Fall, fallen wir sehr oft in ein tiefes „Loch". Wir sehnen uns nach Liebe. Bei vielen Menschen ist es so, sie können sich alleine nicht beschäftigen und wollen nicht alleine sein. Darum jammern sich manche bzw. langweilen sich „zu Tode". Am liebsten wäre es ihnen, wenn Angehörige stets zu Diensten sind und immer fragen: „Brauchst du noch etwas, soll ich dir einkaufen gehen, soll ich dir das Bett richten, kann ich noch etwas für dich tun?"

Meist ist es ein Teufelskreis. Eine Ende ist oft nicht absehbar. Es ist oftmals nicht zum Aushalten. Den eigenen Körper kennen und lieben lernen ist das Ziel, denn das ewige Auf und Ab hält auf die Dauer keiner aus.

Viele können sicher nichts dafür, man muss einfach die Sichtweise ändern, ändert man sich selbst, ändert sich das Umfeld. Sich selbst darf man nie vergessen. Oft werden die Sorgen immer größer, und größer, der ständige Druck, alles kostet viel Nerven und Geld. Die Kraft und Energie wird immer weniger. Es ist wirklich ein Teufelskreis. Die Strapazen, all die Belastungen, am Ende des Geldes ist noch so viel Monat über. Eben auch die finanzielle Natur kann sich sehr stark und schwierig auswirken, auch mit dem muss man sich auseinander setzen. Der Angehörige hat auch noch ein Leben. Also jeder soll Eigenverantwortung übernehmen und nicht alles abschieben. Wenn wir bewusster leben, wird unser Gesundheitssystem mehr Geld haben, für diejenigen, die es wirklich brauchen.

Einige Menschen nutzen den Vater Staat aus, wegen der Beihilfen usw…, wir haben kämpfen müssen (um eine Beihilfe, wegen des großes finanziellen Aufwands), wir hatten kein Glück mit dem zuständigen Sachbearbeiter, gingen vor lauter Verzweiflung in die Medien, weil wir tagtäglich hohe Kosten zu bewältigen hatten. Bettina war wirklich schwer betroffen, es war sehr unfair. Aber viele Ämter haben eine gewisse Richtlinie was ich auch verstehe, aber Ausnahmen bestätigen die Regel. Ein Bitten und Betteln war das. Sicher mir ist klar und wir wissen, dass viele jeden Tag zum Doktor rennen und jammern sich halb zu Tode, wollen Mitleid schaffen und alles wird möglich. Wir hatten damals Pech. Aber alles hat seinen Sinn. Wir ließen uns nicht unterkriegen. Manche Menschen leben einfach „mit der Situation" und sie sagen sich: „Mir kann sowieso keiner helfen, ich mach einfach so weiter." „Das halte ich schon aus." „Irgendwie wird es schon gehen!" „Leiden ist leichter als Veränderung." Veränderung ist meist mühsam! Manche kommen auf so absurde Gedanken um Beihilfen zu bekommen. Wir hatten echt ein

Problem und das war offensichtlich zu klein. In unserer Gesellschaft läuft soviel verkehrt, aber vieles wird einfach hingenommen und geduldet. Und gewisse Sachbearbeiter haben eine unzufriedene Arbeitsauffassung. Würde die Privatwirtschaft Arbeitsvorgänge so abwickeln, wären viele im Konkurs. Doch man kann alles selbst steuern.

Mehrmals könnte ich schon auf Kur fahren, wegen meiner Wirbelsäulenverkrümmung, die ich seit meiner Kindheit habe, aber ich ziehe es vor, lieber alles selbst in die Hand zu nehmen, regelmäßig massieren zu gehen, Übungen zu machen, spezielles Training zu praktizieren. Aber ich zahle mir alles selbst, das stundenlange Anstellen ist mir zu aufwändig. Wir, unsere Familie finden immer Lösungen weil wir danach suchen. Einfacher ist es den Kopf in den Sand zu stecken. Man kann an einem Problem wachsen oder resignieren.

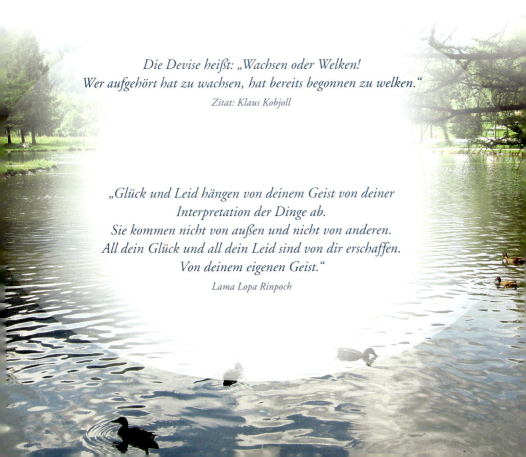

Die Devise heißt: „Wachsen oder Welken!
Wer aufgehört hat zu wachsen, hat bereits begonnen zu welken."
Zitat: Klaus Kobjoll

„Glück und Leid hängen von deinem Geist von deiner
Interpretation der Dinge ab.
Sie kommen nicht von außen und nicht von anderen.
All dein Glück und all dein Leid sind von dir erschaffen.
Von deinem eigenen Geist."
Lama Lopa Rinpoch

SELBSTverANTWORTung ÜBERNEHMEN

„Das Reden über Krankheiten wirkt wie Dünger auf eine Pflanze." Sie wächst und wächst und wächst, reden Sie lieber über Ihre Gesundheit!"

Cremen/Salben/Spritzen uvm., mit schweren Geschützen wird gearbeitet, alles soll sofort verschwinden. Wir versuchen alles zu überdecken und drängen es in den Hintergrund. Sehen wir doch den Tatsachen ins Auge. Eine Ärztin aus Wien sagte mal bei einem Vortrag: „Mit den Medikamenten ist es wie mit Flecken auf einem Tisch. Einfach ein Tischtuch darauf und man sieht es nicht mehr. Einfach überdecken, aber das Problem ist noch immer da." Unser Körper kann nur bis zu einem gewissen Maß etwas aufnehmen. Irgendwann wird er streiken. „Das berühmte Häferl geht über." In unserer Gesellschaft steht normalerweise nur die Bekämpfung von Symptomen an erster Stelle, das ist von Wichtigkeit. Doch eine dauerhafte Behebung der Ursache ist nicht von Interesse. Behandelt man nur die Symptome, kann man viel Geld ausgeben, das haben wir bei unserer Tochter Bettina erlebt, die Kosten um die Gesundheit waren enorm. Ursachenforschung wird nur wenig betrieben, hier muss man einfach Selbstverantwortung übernehmen. Ich denke, dass hier wieder beide Komponenten wichtig sind. Das Innere und das Äußere.

Man MUSS Selbstverantwortung übernehmen. Zur Vorsorge einfach mal zum Arzt gehen und die Werte, Blutabnahme usw… ansehen lassen, das beruhigt. Mit der Natur kann man sehr viel richten, Ihr Arzt des Vertrauens weiß hier sicher Bescheid. Sehr viele Ärzte arbeiten auch mit Alternativmedizin.

Wir schätzen die Schulmedizin, wie die Alternativmedizin sehr, beides gehört zusammen und ist lebenswichtig. Viele Menschen benötigen sie, doch nicht immer und überall soll sie gleich zum Einsatz kommen. Man braucht nicht wegen jeder Kleinigkeit zum Arzt rennen oder irgendein Mittel zu nehmen und den Schmerz betäuben. Man versteht auch manche Abläufe des Körpers nicht, sonst würde man es gleich anders bewältigen und vieles beherzigen. Jeder will gleich die Verantwortung abgeben, so unter dem Motto „Der Doktor wird's schon richten." Hinterfragen Sie doch in Zukunft, wieso und warum Sie Wehwehchen haben? Sich beobachten, hinsehen – „die HIN-SICHT" betrachten, sich hineinfühlen, vortasten. Schenken Sie Ihrem Körper Respekt und eine größere Beachtung, die hat er und Sie sich verdient.

Wenn wir zu vielen Aufgaben nachgehen, in unserer schnelllebigen Zeit nicht unseren Körper beachten und ihm Aufmerksamkeit schenken, sich zu viele Spannungen im Umfeld befinden, dann ist irgendwann das Maß voll. Es wird uns zuviel! Ganz egal was es ist! Das berühmte „Häferl" geht über. Das Fass läuft über. Es hat nichts mehr Platz. Es ist genug! Eine Reaktion der Haut oder ein anderes Organ rebelliert. Alles was wir uns verinnerlichen, trifft ein, das hat uns Dr. Witzmann bei den therapeutischen Sitzungen gelehrt.

Es tritt genau das ein, wovor man Angst hat. Ein gutes Beispiel, wenn man einem Kind beim Schaukeln zusieht und man hat Angst, dass es runterfällt und man sagt noch: „Pass auf, dass du nicht runter fällst!" und genau in dem Moment passiert es. Das ist „die sich selbst erfüllende Prophezeiung". Das gilt in allen Bereichen unseres Lebens. Weg mit der Angst. So weit darf man es gar nicht kommen lassen. Tauschen Sie sofort negative Gedanken gegen Positive um. Das zieht sich durch alle Bereiche des Lebens. Die Angst kann einen „halb krank" machen. Meine Gedanken waren damals immer bei Bettina. Die Sorge um sie, die Angst vor der Zukunft. Das Gesprächsthema Nummer 1 war die Haut. Es drehte sich alles darum: morgens, mittags, abends, nachts, jede Sekunde, jede Minute, jede Stunde wurde nachgedacht, wie wir Bettinas Qualen ein Ende setzen können. Es war aber dadurch kein Ende abzusehen. Eine bessere Lebenseinstellung zu bekommen, das war mein Ziel.

Das Leben ist eine ewige Lernphase. Man lernt nie aus. Alles hat seine zwei Seiten. Ein Anfang und ein Ende. Alles hat seinen Sinn in unserem Erdenleben. Ob gut oder schlecht?! Durch Krankheit kommt man meist zur Vernunft, manche lernen leider nie daraus! Aber jeder hat es selbst in der Hand. Wenn uns etwas gegen den Strich geht, können wir nicht unsere Mitmenschen ändern, wir müssen uns SELBST ändern! Unsere eigene Einstellung! Dann wird sich auch die Zukunft zum Positiven wenden: SELBSTverANTWORTung muss man groß schreiben.

Die tagtäglichen Aufgaben erschweren uns oft den Alltag:
- Zunehmende Konflikt- und Stresssituationen/wir sind überfordert
- Trennungen/oft nicht so leicht verkraftbar
- Standortwechsel/hin- und hergerissen
- Emotionale Defizite/Gefühlsleben spielt seine Spielchen
- Unterdrückte Gefühle/runterschlucken
- Immunschwäche/körperliche Mängel…
- Schlechte Gedanken/wir werden nachdenklich/grübeln
- Hass, Wut, Zorn, Ängste sind oft präsent/es kocht innerlich

Frau Dr. Müller-Kainz sagte einmal auf einer Gesundheitsmesse einen tollen Satz: „90 % aller Krankheiten ist Energiemangel, dieser ist an der psychischen Ebene zu suchen, 10 % sind Verletzungen. Vieles entsteht auf der Ebene der Psyche, der Seele. Wenn wir den Rucksack, den wir tragen müssen nicht mehr schaffen, nur befüllen und nie leeren, dann manifestiert sich das Problem in einem Organ." Wie recht sie hat!

Der Mangel an Energie kann sich überall festsetzen und wir brauchen eine helfende Hand von außen, um das Gewebe wieder in Schwung zu bringen, auch die energielosen Nahrungsmittel bringen ebenso ihre Problemchen mit sich.

Ein Therapeut sagte mal in einem Vortrag: Kreuzschmerzen hat man nicht, weil Schmerztabletten fehlen, sondern weil die pflanzliche Nahrung fehlt. Das eigentliche Problem wird manchmal übersehen.

Die Ursache zu finden wäre von großer Bedeutung. Aber in unserer heutigen Zeit muss alles schnell gehen. Viele müssen „gestern" schon gesund sein.

„Es ist nicht zu wenig Zeit, die wir haben, sondern es ist zu viel Zeit, die wir nicht richtig nutzen." Seneca

„Der Arzt der Zukunft wird keine Medikamente mehr geben. Er wird seinen Patienten lehren, auf Körper und Ernährung zu achten. Und damit werden sie die Ursachen und Prävention von Krankheiten verstehen!" Thomas Edison a. d. engl. übersetzt

Mit unserer eigenen Verantwortung, Körper, Geist und Seele ins Gleichgewicht bringen, es ist eine untrennbare Einheit.

Jeder hat seinen Platz auf dieser Erde, wir werden oft derartig von unserem Umfeld beeinflusst, wir lassen uns leiten und führen. Wir leben nicht, wir werden gelebt! Auf alle Fälle ist es wichtig mit beiden Füßen im Leben zu stehen. Fangen Sie an, mehr Selbstverantwortung zu übernehmen. Ihnen wird vieles klar werden, der Körper gibt einem sowieso sofort Zeichen, wenn etwas nicht stimmt. Wir haben teilweise verlernt unsere Familie, unser Zuhause, unser Essen zu segnen – eine gute Energie und Dankbarkeit alldem entgegenzubringen. Es ist nicht selbstverständlich, dass wir gesund sind und dass wir ALLES zu jeder Zeit parat haben? Dankbarkeit bringt hohe Energie und kann Situationen und Menschen verbessern, einfach immer dem Gegenüber mit guter Energie begegnen. Das Gegenüber akzeptieren, denn wir können nur uns selbst ändern und aktiv werden.

Unser Energiefeld/Aura wird intensiver, Sie werden stärker. Bezwingen Sie den inneren Schweinehund, streben Sie Veränderungen an. Meistens ist unser größtes Übel, dass wir verschiedene Schwierigkeiten nicht überwinden können, es fällt den Menschen sehr schwer.

Außer, bei einer schlimmen Krankheit tut man plötzlich alles. Doch der Schlendrian, schleicht sich auch da immer wieder ein.

Selbstverantwortung übernehmen, sich schützen. Das Wissen alleine nützt nichts, man muss täglich an sich arbeiten und das Wissen umsetzen, man kann noch so viele Bücher lesen, Vorträge, Seminare besuchen, man muss es einfach vorleben und TUN = **TAG UND NACHT**! *Nur glauben oder hoffen ist nicht genug, das Wissen erleben und erfahren, dass ist das wahre Leben.*

Das wahre Leben soll Freude machen. *Freude ist das Leben durch einen Sonnenstrahl gesehen.* Bei einer Menge Menschen gibt es nur wenig Freude. Die Angst beherrscht unser Leben. Irgendwann kommt der Zeitpunkt wo wir vielleicht verzweifelt darum kämpfen, an dem der Körper rebelliert. Wenn die Lebensfreude erlischt, hat man sich innerlich aufgegeben, so heißt es. Darum muss man vorsorgen und sich mit allem auseinander setzen. Jeden Tag neu motivieren, doch wenn das mal nicht mehr klappt, wissen wir, dass wir nicht ewig auf dieser Erde bleiben, mit unserer fleischlichen Hülle. Wir leben in anderen weiter: Wir lassen Eindrücke zurück, gemeinsame Erlebnisse bleiben in ewiger Erinnerung.

Seien Sie einfach zuversichtlich. Wenn der Körper nicht mehr will, muss das sowieso respektieren, dass es ein Ende gibt, doch jeder lebt in uns weiter. Ich weiß das von meiner Mutter. Als sie mit ihrer Diagnose im Krankenhaus war, sagte sie schon in ihren letzten Tagen: „Aber meinen Garten möchte ich noch einmal sehen, bevor ich sterbe." Also sie hatte schon insgeheim mit ihrem Leben abgeschlossen und das mit 56 Jahren. Ihre Lebenskraft war zu Ende. Der Körper konnte den ganzen Schmerzen nicht mehr gerecht werden. Sie hatte nicht mehr die Kraft, der Körper war schwach, doch die Seele lebt in uns und mit uns. Sie ist immer bei mir. Darum sollte man wirklich rechtzeitig darauf schauen um Gesundheit zu erreichen, das wir ein langes Leben mit unseren Lieben genießen können.

Rechtzeitig für psychisches, physisches und seelisches Gleichgewicht zu sorgen – auf gesundes Essen und Trinken zu achten, viel Bewegung mit Maß und Ziel zu betreiben, ist wichtig. Wenn Signale auftauchen, etwas weh tut, oder etwas zum Vorschein kommt, dann ist es reichlich spät. Symptome tauchen erst dann spürbar auf, wenn 70% der Körperenergie bereits verbraucht ist. (Eisbergphänomen: 2/3 unter Wasser – nicht sichtbar und 1/3 ober Wasser – sichtbar). Tauchen hier Signale auf - wie es z.B. bei unserer Tochter Bettina war, sind eben nur mehr 30% der Körperenergie in Gang, intakt. Hier muss man schnell die Defizite auffüllen. Der Körper lässt viele Gegebenheiten zu, doch irgendwann ist unser Gesundheitskonto verbraucht. Einige Verhaltensänderungen sind hier ratsam.

Man kann viel vorbeugen und selbst aktiv werden. Mit Gelassenheit und Humor schafft man alles leichter. Und noch eines: Nicht ärgern, wenn Falten auftauchen, das ist etwas, was uns nicht erspart bleibt. Jede Falte ist eine Episode aus dem Leben. Im Alter wird man noch interessanter. Oder? – Lieben Sie alles, was Sie an sich haben, Ihr Gesicht, Ihre Hände, Ihre Finger, Ihre Füße, Ihr Muttermal; Einfach alles gern haben!

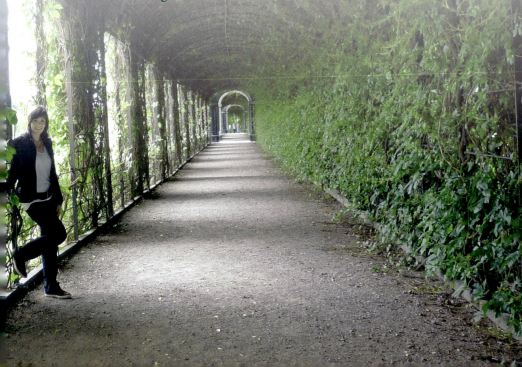

Selbstliebe, Selbstentdecken, Selbstkritik, Selbstkorrektur, Selbsterziehung:

Sie selbst sind die wichtigste Person in Ihrem Leben. Seien Sie stolz auf Ihr Können, auf Ihr Aussehen, es gibt Sie kein zweites Mal. Sie sind einzigartig auf dieser Welt. „Haben Sie sich einfach zum Fressen gern!"

Sich zu lieben, alles in sich entdecken, auch mal eine Korrektur vorzunehmen und sich selbst kritisch betrachten und jeden Tag, vielleicht die eine oder andere schlechte Gewohnheit ablegen.

Wichtig ist nicht nur sich selbst zu lieben, sondern die Liebe zu jeden Mitmenschen zu entwickeln. Wenn in der Vergangenheit verschiedene Probleme aufgetaucht sind, mit Personen, immer das Problem ansprechen, sonst kann man den berühmten schweren „Rucksack" nicht mehr tragen. Die Last abwerfen. Stehen Sie über den Dingen und springen Sie über Ihren Schatten, auch wenn Sie nicht derjenige waren, der den Streit angezettelt hat. Sonst ist man auf einmal so verzweifelt und Verbitterung macht sich bemerkbar. Wenn Ihnen der andere etwas angetan hat, und sie verbittert sind, sagen Sie nie: „Der wird schon noch dafür bezahlen." Bei solchen Aussagen trifft es am Ende wieder Sie. Wie Sie ja wissen: „Alles was man sät, das wird man ernten."

Schlimme Worte und Phrasen können uns in unserem Leben einfach tief verletzen. Gefühle wie Freude und Schmerz in angemessener Tonlage, das wäre optimal. Wenn man der heutigen Jugend oft zuhört, welche Ausdrücke benutzt werden, da denke ich oft zurück an meine Fachhochschule. Wenn einer aus der Reihe tanzte, mussten alle Zimmerkollegen Strafdienst verrichten. Wir haben gelernt sich anpassend zu benehmen. In der Fachhochschule für Gastronomie wo ich drei Jahre verbrachte, war es sehr streng, eine „alte Benimm-Schule". „Kofferpacken" die Kleidungsstücke alles Eck an Eck, Bug an Bug, als Strafe vom dritten Stock ins Erdgeschoß und wieder rauf.

Solche Maßnahmen müssten heutzutage manche Kinder mal erleben, sie würden dankbar sein, für die „sanfte" Methode, die heute in Schulen und zu Hause vorherrschen. Heutzutage haben Sie meiner Meinung nach zuviel Freiheit, sie müssen nicht mal kleine Arbeiten verrichten. Eine gewisse Strenge hat uns allen früher nicht geschadet. Jeder Mensch ist verschieden, aber in den eigenen vier Wänden fängt es an, wie man selbst wohnt, lebt und sich benimmt. Das tragen Sie/wir nach außen. Darum heißt es: „Wie im innen so im äußeren!" Darum schützen Sie Ihr Inneres.

Und noch etwas von einer anderen Sichtweise: Jeder der außen (vor der Haustür) steht, braucht nicht ins Innere! Gerade in der Jahreszeit, wo es bald finster wird. Lassen Sie nicht „Jeden" bei der Tür rein, Gegensprechanlage, das erspart Ihnen oft unangenehme fremde Besuche. Manche Menschen nutzen ältere Menschen aus, heutzutage muss man sehr aufpassen. Die goldene Mitte wäre optimal. Zu viel Misstrauen bringt auch nichts, aber alles mit Vorsicht und Bedacht.

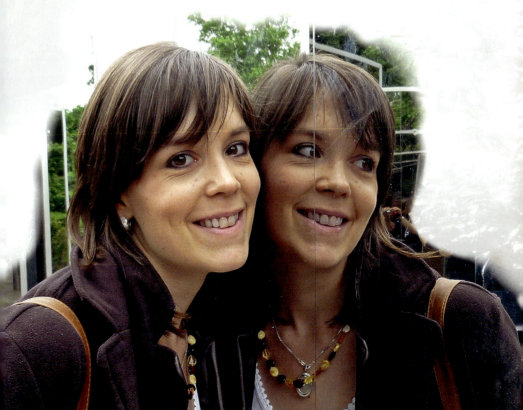

DIE WIRKUNG UND BEDEUTUNG VON ZAHLEN IN UNSEREM LEBEN

Hier ein paar Sichtweisen: Ein kurzer Streifzug durch Zahlen, ihre Zuordnung und Bedeutung. Ob jetzt wer diesen Dingen eine Bedeutung schenkt oder nicht, liegt in seinem Ermessen. Je bewusster und offener wir alles entgegennehmen, desto besser werden wir uns fühlen. Es dauert oft Jahre bis man Dinge akzeptiert und Veränderungen zulässt: Leider. Aber das ist unser Leben: Eine Lernphase! Lernen! Lieben! Leben!
Es gibt viele Ansichten und Zahlenspiele in unserem Leben. Hier einige Beispiele. Zahlen verfolgen uns im Leben immer wieder z.B. 5, 7, 12, 21… Sie kommen in unserem Leben immer vor. Es sind interessante Beobachtungen und Recherchen.

DIE ZAHL 5:

- 5 Elemente Holz, Feuer, Metall, Wasser, Erde
- Seestern hat 5 Zacken
- Blume hat meist fünf Blütenblätter
- Es gibt 5 Körperzonen
- 5 Lendenwirbel

Die Blume des Lebens findet sich in den fünf Platonischen Festkörpern: Die Grundlage aller Bauten, wer Ingenieurwesen oder Architektur studiert hat, wird sich am Rande immer mit den fünf Formen befasst haben. (Diese Punkte sind sicher nicht für jeden verständlich.) Gleichgestellt ist der:

Ikosaeder: Schneeflocke – Kristalle, Element Wasser;
Hexaeder: Würfel – Pyrit, Element Erde;
Oktaeder: Element Luft;
Dodekaeder: Kosmos, Element Äther;
Tetraeder: Pyramide, Element Feuer.

In der Blume des Lebens finden wir diese Formen, wenn man sie dreidimensional betrachtet.

Das höchste Energiesymbol seit Jahrtausenden, ist etwas in Vergessenheit geraten, die Blume des Lebens: In der Antike, in Bauwerken, in Bauernhöfen auf Balken, auf Holzteller, lange wird dieses Symbol schon gerne verwendet. In Ägypten, Indien, Türkei, überall wurde es in Mauern verewigt. Das Symbol kommt überall vor: In der Seifenblase/Fischblase, in der Mitte von zwei Ehe-Ringen, sie ist wie die Form der Nuss, die Form des Mundes, der Augen, die Form eines Blattes, kommt immer wieder und überall in der Natur vor. Die Blume des Lebens ist allgegenwärtig. In der Natur, in allen Früchten z.B. betrachten Sie eine Tomate, Gurke, Apfel, Banane, im Querschnitt, Bäume, Pflanzen etc. Alles wächst nach dem goldenen Schnitt: Blattanordnung. Die Spiralen finden sich auch immer wieder in der DNS, Hühnerei, Wirbelsturm, Sonnenblume, Ananas, Erdbeere, Tannenzapfen, uvm; Das Labyrinth als Bewegung von Lebenskraftenergie. Die Blume des Lebens bringt Energie und Ausgleich. Viele verwenden die Blume des Lebens für Handys, Gläser, Schüsseln, vitalisieren von Speisen und Getränken, es gibt Aufkleber, die sind spülmaschinen-fest und kratzfest!

Bezugsquelle im Anhang

Für Kinder und Erwachsene, die viel lernen müssen, ist es eine optimale Unterstützung für die Konzentration, die liegende Acht ist in der ganzen Unterlage, die es als Tischset gibt, vielfach enthalten. Die linke und rechte Gehirnhälfte wird optimal vereint (Kinesiologie), der Mensch ist in Balance.

Lesen Sie dazu im Buch „Die Blume des Lebens" von Drunvalo Melchizedek vom KOHA Verlag, Band 1 und 2 von der Saat des Lebens, über Harmonien, Wellenlängen, dem menschlichen Körper und seiner Geometrie uvm.

Quelle: www.kabbala.de
www.pythagoras-institut.de; www.thecompletefloweroflife.blogspot.com

Wussten Sie, dass jeder Erfolg von der Stärke Ihrer „5S" abhängt? Was mit den „5S" gemeint ist? Ganz einfach. Die „5S" stehen für Selbstakzeptanz, Selbstvertrauen, Selbstliebe, Selbstwert und das daraus resultierende Selbstbewusstsein.

… ja, auch der Wunsch nach einem Partner, einer Partnerin …
… oder sich ein bestimmtes Auto zu kaufen …
… auf der Karriereleiter nach oben zu klettern …
… viel Geld zu verdienen …
… auf der Bühne zu singen oder Theater zu spielen
… das Sehnen nach Gesundheit …
… der Verlauf einer Krankheit …
… die Vision, sich ein eigenes Geschäft aufzubauen …

All dies – und was Sie sich sonst noch auszudenken vermögen, steht im untrennbaren, direkten oder indirekten Zusammenhang mit der Stärke Ihres Fundamentes – den „5S". Sie können es drehen und wenden wie Sie wollen, Sie landen immer dort! Ob Ihre Wünsche, Träume und Ziele je wahr werden und sie erreichen, was Ihnen wichtig ist, hängt immer – und ich betone – immer mit der Festigkeit Ihrer „5S" zusammen. Daran führt auch kein Weg vorbei!

Franz X. Bühler/Buch: Vom Kopf ins Herz

Unsere 5 Sinne sind und werden überdeckt!

Unsere Augen, Ohren, Nase, Zunge und Haut müssen tagtäglich, Stunde für Stunde, Minute für Minute, zusehen, zuhören, riechen, schmecken, fühlen. Seien wir mal ehrlich, ein Überfluss wo man hinsieht. Sie können nichts mehr so richtig genießen und verarbeiten. Wir sind überfordert und können nicht mehr ausselektieren, Werbung über Werbung, Kursangebote, Verpflichtungen, Einladungen uvm. Nahrungsmittel in Hülle und Fülle, Kleidung in jeder Farbe und Qualität, Spielzeug in allen Variationen und Materialien, Mikrowelle, Spritzmittel, Elektrogeräte, Computer, Handy etc. Der Fortschritt ist wirklich toll, aber bei vielen Dingen wird etwas übertrieben, alles wird bearbeitet. Unsere Gefühle stumpfen ab.

Hörsinn: Hören wir schöne Musik, ist das ein angenehmes Gefühl, hören wir unruhige und laute Musik, ziehen sich unsere Gefäße zusammen. Schreit uns wer an, ganz abgesehen von der Lautstärke, zucken wir zusammen. Manches will man nicht mehr hören! Der Lärmpegel ist in unserer Gesellschaft sehr hoch.

Sehen: Es ist eine Augenweide, wenn wir schöne Dinge sehen dürfen! Wir verspüren Freude und es hinterlässt in unserem Inneren einen schönen Eindruck. Der Mensch kann die tagtäglichen Dinge, die er sieht oft gar nicht verarbeiten. Dennis Shulman, der blinde Psychoanalytiker, sagt und scherzt: *„Sehende Menschen sehen häufig überhaupt nichts!"*

Geschmackssinn: Schmecken wir den natürlichen Geschmack von Kräutern, es ist einfach herrlich, das Gegenteil: Geschmacksverstärker, Aromen usw... verfälschen den Geschmack. Alles wird überdeckt, entfremdet. Es gibt vier Arten von Geschmacksempfindungen: süß, salzig, sauer und bitter. Spüren wir den Geschmack noch?

Geruchssinn: Riechen der Düfte! Der Geruchssinn, so weiß man, ist mit dem Geschmackssinn gekoppelt. Verschiedene Gerüche werden in großen Einkaufszentren eingesetzt, um das Kaufverhalten zu steigern, um Leute hungrig zu machen, um die Kauflust anzukurbeln; Oder in Bezug auf Personen sagt man: „Den kann ich nicht riechen!" Oder: „Mmh, du riechst gut!"

Tastsinn: Spüren wir uns noch? Kälte und Wärme spüren wir auf der Haut. Wir brauchen Berührungen sonst verkümmern wir. Ohne Streicheleinheiten fühlen wir uns nicht wohl, der Mensch braucht Zärtlichkeit. Schon bei den Kindern fängt es an mit dem Fühlen und Greifen: Spielzeug aus Holz aus der Natur ist angenehmer im Gefühl, es hat noch dazu einen angenehmen Geruch. Paracelsus Spruch verfolgt uns immer wieder: „So natürlich wie möglich!" Das viele Plastikspielzeug fördert nicht gerade die Kreativität der Kinder.

DIE ZAHL 7:

- Der Regenbogen besteht aus sieben Farben
- Sieben Weltwunder
- Die Zahl 7, die Zahl des Universums: Fülle, Ruhe, Heilung, Vollständigkeit, Synthese, Sicherheit, Sichersein
- Alle 7 Jahre ändert sich der Stoffwechsel, wird behauptet
- Es gibt sieben Jahresperioden
- Siebentagewoche
- Rom wurde auf 7 Hügeln gebaut
- Die Sieben: ein Symbol für die Vollendung
- 7 Tugenden: Gerechtigkeit, Tapferkeit, Weisheit, Mäßigung, Glaube, Liebe und Hoffnung
- 7 Plagen
- Der Ausspruch von glücklichen Menschen: „Ich bin im siebten Himmel", Auf „Wolke 7"
- Man packt sprichwörtlich „seine sieben Sachen"
- Sieben Zweige des Lebensbaumes
- Alle sieben Jahre ändert sich das Lebensthema des Menschen: Das Rad des Lebens
- Sieben Sakramente
- Der Volksmund sagt: „Wenn Wasser über 7 Steine gelaufen ist, dann ist es gesund."
- 7 Halswirbel
- 7 Haupt-Chakren: Chakraebene, Geistebene, Seelenebenen, Magnetebenen, Energiekörper, Astralebenen, physische Lebenskörper
- Mark Aurel, ein großer Philosoph, fasst in 7 Worten unser Schicksal zusammen: „Unser Leben ist das Produkt unserer Gedanken."
- Das verflixte 7. Jahr
- Laut altem Testament war der 7. Tag für Gott ein Tag der Ruhe – der Sonntag
- Der Mond vier Phasen zu je 7 Tagen
- Sieben Schritte des Buddas

- Sprichwort: Ein zerbrochener Spiegel bringt sieben Jahre Pech
- In Ägypten sagt man: Es gibt sieben fette und sieben magere Jahre

Nach den 7 Gesetzen des Universums leben

Quelle: Online-Zeitschrift LebensZeit 2012

Die 7 Gesetze verstehen und anwenden. Überall werden sich heute Menschen der Tatsache bewusst, dass wir alle – Menschen, Tiere, Pflanzen, Steine, Sonne, Mond und Sterne – Teile eines zusammenhängenden Universums sind. Dieses Universum besitzt eine innere Ordnung, aber wir wissen meist nicht, wie diese Ordnung funktioniert.

Das Leben auf der Erde ist wie ein Mannschaftsspiel: Es ist wichtig, die Regeln zu kennen, damit man mitspielen und einen Beitrag leisten kann. Ein Fußballspiel würde schließlich auch zu einem Durcheinander, wenn jeder täte was er wollte, deshalb bringt man den Spielern die Spielregeln bei.

Ich möchte mit diesem Bericht aufzeigen, dass es so etwas wie Zufall oder Pech nicht gibt! Die Gesetze des Universums sind präzise, und wenn wir sie verstehen und richtig anwenden, werden sich Dinge wie Frieden, Liebe, Gesundheit, Wohlstand und Erfolg ganz von selbst einstellen.

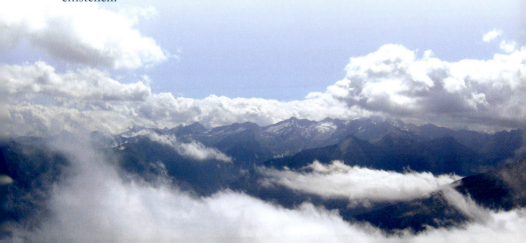

1. Das Gesetz des Bittens
Wir Menschen sind mit dem freien Willen ausgestattet und der wird auch vom Universum akzeptiert. Es wartet darauf, uns zu helfen. Mischen wir uns ungebeten in die Angelegenheit einer nahestehenden Person ein, weil wir helfen möchten, dann ist dies ein schneller Weg, uns unbeliebt zu machen. Mehr noch: Wir hindern diese Person daran, eigene Verantwortung zu übernehmen. Besser ist es zu warten, bis wir um Hilfe gebeten werden – erst dann ist der Betreffende bereit, sie auch zu empfangen.

2. Das Gesetz der Anziehung
Ein Rundfunksender sendet auf einer bestimmten Frequenz. Jeder der eine Sendung hören will, stellt diese Frequenz ein. Wir alle sind Sender und schicken unbewusst unsere Energien aus. Einige dieser Energien sind magnetisch, andere wirken abstoßend. Viele Situationen besitzen keine magnetische Anziehungskraft für uns. So kann es z.B. sein, dass wir den Zustand der Armut erfahren, weil wir die Schwingung der Armut aussenden.

Auf dieselbe Weise ziehen wir Menschen an. Menschen, die auf unsere Frequenz nicht reagieren, gehen einfach vorbei. Gleiches zieht Gleiches an. Wir ziehen Menschen und Situationen in unser Leben hinein, deren Schwingung der unseren eigenen ähnlich ist. Dafür gibt es viele Beispiele:
- Sind wir der Meinung, dass wir nichts wert sind, werden wir Menschen anziehen, die uns schlecht behandeln
- Glauben wir, anderen dienen zu müssen, ziehen wir Menschen an, die es brauchen, dass man sich um sie kümmert
- Sind wir der Meinung: „Niemand versteht uns" werden wir Menschen um uns haben, die uns nicht verstehen
- Denken wir, wir können niemanden vertrauen, dann werden wir Partner anziehen, die uns enttäuschen

Das Innere zieht das Äußere an. Wenn etwas in unserer Welt nicht so ist, wie wir es haben wollen, dann sollten wir ehrlich nach innen schauen und das verändern. Danach werden wir automatisch andere Menschen und Erfahrungen anlocken.

3. Das Gesetz des Widerstandes
Viele Leute rufen das Gesetz des Widerstandes an, ohne sich dessen bewusst zu sein. Unser Unterbewusstsein arbeitet wie ein Computer. Man kann diesem nicht befehlen, ein bestimmtes Dokument nicht aufzurufen, denn er – und auch unser Unterbewusstsein – kann keine negativen Anweisungen entgegennehmen. „Tu nicht", „kann nicht", „darf nicht" oder „nicht" sind Wörter, die das Gesetz des Widerstandes beschwören. Der Gedanke: „Ich werde niemals einen perfekten Partner finden", wehrt den perfekten Partner ab. „Ich möchte nicht arm sein", bringt uns Armut. Der Gedanke: „Ich will nicht zu spät kommen" – lässt uns bestimmt zu spät sein.

Wir sollten besser lernen, positiv zu formulieren: also „Ich verdiene einen perfekten Partner", „Ich habe Reichtum gerne", „Ich bin immer pünktlich". Wir werden zu dem, wogegen wir uns wehren. Das, wogegen wir Widerstand leisten oder kämpfen, wird in unserem Leben bleiben und unsere Energie in ständigem Kampf aufreiben. Öffnen wir uns dem, was wir wollen und nicht dem, was wir nicht wollen!

4. Das Gesetz der Projektion
Alles, was wir außerhalb unseres Selbst wahrnehmen, ist ein Spiegelbild von etwas in unserem Inneren. Wir projizieren unsere Angelegenheit, die guten wie die schlechten, auf andere Leute und nehmen an, sie gehören zu ihnen – dabei stecken sie in uns selbst. Jedes Mal wenn wir die Worte „Du bist" oder „er, sie ist" aussprechen, projizieren wir etwas von uns selbst auf jemand anderen. Wir haben alle viele Licht- und Schattenseiten in uns – und wollen sie nicht immer ansehen.

Sagen wir zu jemanden: „Das muss dir doch Spaß machen?", dann ist das aus unserer Sicht der Dinge – der andere fühlt vielleicht ganz anders.

Oder: Eine Freundin sagt zur anderen: „Du sollst deinen Mann verlassen!" – nur weil sie selbst unglücklich verheiratet ist. „Du hast überhaupt keinen Sinn für Humor" bedeutet nur, dass die andere Person die Dinge nicht gleich sieht, oder der Chef, der alle seine Angestellten verdächtigt, ihn zu hintergehen, projiziert seinen eigenen inneren Betrug.

Wir können nicht wissen, wie eine andere Person fühlt oder wie sie ist. Alles was wir in einem anderen sehen, ist eine Projektion eines Aspektes unseres Selbst.

5. Das Gesetz des Anhaftens
Wir können alles im Leben haben, was wir wollen. Hängt jedoch unser Selbstwertgefühl oder unser Glück davon ab, es zu haben, dann haften wir daran. Anhaften ist Liebe, die von Bedingungen anhängig ist. Fordern wir von jemanden ein bestimmtes Verhalten, damit wir ihn lieben können, dann ist das keine Liebe – es ist Anhaften.
Haften Eltern zu stark an ihren Kindern, dann fällt es ihnen schwer, sie ins Erwachsensein zu entlassen. Haftet umgekehrt ein Kind an seine Eltern, fällt es ihm schwer, eine reife erwachsene Beziehung zu einem Partner aufzubauen.

6. Das Gesetz der Aufmerksamkeit
Alles, dem wir Aufmerksamkeit schenken, manifestiert sich, egal ob groß oder klein. Befinden sich zehn Menschen in einer ähnlichen Situation, wird sich jeder eine andere Vorstellung vom Endergebnis machen – dementsprechend gibt es auch unterschiedliche Resultate.

Was uns daran hindert, unsere Träume zu manifestieren, sind unsere Zweifel und Ängste. Widmen wir dem, was wir wollen, nur 20 Prozent Aufmerksamkeit, dann werden auch nur 20 Prozent unseres Traumes verwirklicht. Schenken wir dem Wunschergebnis 100 % – dann erhalten wir ein 100%iges Ergebnis. Schenken wir ständig unseren Ängsten und Sorgen Aufmerksamkeit, ist das das

sicherste Mittel, sie in unser Leben zu ziehen. Konzentrieren wir uns lieber auf positive Situationen, denken wir daran, sprechen wir darüber – so werden unsere Träume wahr werden.
Das Positive hat eine kraftvollere Ladung als das Negative. Konzentrieren wir uns auf das, was wir wollen, leisten wir gute Arbeit dafür – und wir werden es bestimmen.

7. Das Gesetz der Fülle

Fülle bedeutet das Dahinfließen mit Liebe, Freude, Glück, Wohlstand, Erfolg, Vitalität, Lachen, Großzügigkeit und allem Guten des Lebens. Nur unser Bewusstsein kann uns daran hindern, den Strom der Fülle von uns wegzuleiten. Wollen wir im Leben mehr Freunde – dann seien wir freundlich zu anderen. Beseitigen wir die Felsblöcke des Argwohns, des Verletzens, des Neides, die unseren Fluss der Freundlichkeit blockiert haben. Wollen wir in unserem Leben mehr Glück – dann lassen wir Gedanken, Anschauungen und Erinnerungen, die traurig stimmen, der Vergangenheit angehören. Lernen wir zu lächeln. Wollen wir in unserem Leben mehr umsorgt werden – dann sollten wir darum bitten und die Schranken beseitigen, die das verhindern. Je mehr wir uns selbst erlauben, etwas zu empfangen, desto besser fühlen wir uns innerlich.

Solange wir glauben, hilf- und machtlos zu sein und dass uns andere Menschen oder Umstände Dinge „antun" können, bleiben wir „Opfer." Weil wir uns außerstande fühlen, die Verantwortung für alles zu übernehmen, was uns widerfährt, geben wir äußeren Faktoren die Schuld. Aber wir alle besitzen die Fähigkeit, uns ein wunderbares Leben zu schaffen. Dazu ist es aber notwendig, dass wir akzeptieren, für alles in unserem Leben selbst verantwortlich zu sein!

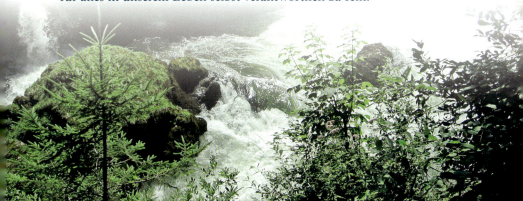

DIE ZAHL 12 - auch die heilige Zahl genannt:

- Das Sonnenjahr hat 12 Mondumläufe, 12 Monate
- 12 Urprinzipien: Liebe, Ego, Alltag, Glaube, Gesundheit, Familie, Spaß, Veränderungen, Arbeit, Freude/Gefühle, Geld, Erfolg
- 12 Raunächte/gelten der Ruhe/Weihnachtsferien
- 12 Tierkreiszeichen/Sternzeichen Stier, Skorpion, Löwe, Fisch, Widder usw.
- 12 Tagesstunden
- 12 Nachtstunden
- 12 Apostel
- 12 Gehirnnerven
- 12 Brustwirbel
- 12 Mittelfußknochen
- 12 Geschworene
- Zwölffingerdarm
- 12 Bibelöle

DIE ZAHL 21:

- Die Honigbiene entwickelt sich nach 21 Tagen
- Eine Ente brütet 21 Tage
- Es gibt 21 Bäume nach dem keltischen Horoskop: Suchen Sie Ihren Lieblingsbaum und holen Sie sich Lebenskraft und spüren Sie die Energie der Bäume. Die Energie, die Ausstrahlung, des Baumes wird im Holz gespeichert, jeder Baum hat ein eigenes Fundament und Wurzeln, ich spüre alleine wenn ich in den Wald gehe, ein tolles Gefühl, die Luft, die Kraft kann man schon fühlen, Holz ist einfach auch ein beliebtes Baumaterial.

1. Der Apfelbaum — er steht für Liebe und Ausgeglichenheit
2. Die Zeder — die Zuversicht
3. Die Tanne — das Geheimnisvolle und die Würdevolle
4. Die Buche — das Gestalterische und die Mütterlichkeit
5. Die Ulme — die gute Gesinnung, sie erdet uns
6. Die Zypresse — die Treue
7. Die Weide — die Melancholie, die Vielseitige
8. Die Haselnuss — das Außergewöhnliche, das Wertvolle
9. Die Kiefer — das wählerische Wesen, die Lebenskraft
10. Die Eberesche — das Feingefühl
11. Der Nussbaum — die Leidenschaft, die Wachsamkeit, loslassen
12. Die Pappel — die Ungewissheit, die Strebsamkeit
13. Der Feigenbaum — die Empfindsamkeit
14. Die Kastanie — die Redlichkeit
15. Die Esche — die Herausragende, ehrgeizige, verbindet
16. Die Linde — der Zweifel, die Einheit
17. Die Eiche — die robuste, stärkt das Selbstvertrauen
18. Die Hainbuche — die Gerechtigkeit, die Aufrichtigkeit
19. Der Ölbaum — die Weisheit
20. Der Ahorn — die Eigenwilligkeit, Klarheit im Kopf
21. Die Birke — die Schöpferische, Schönheit, Lebenskraft

Quelle unbekannt

- Laut TCM-traditionelle chinesische Medizin ist die Zahl 21 von großer Bedeutung. Alles was man 21 Tage umsetzt, manifestiert sich im Körper, es geht in Fleisch und Blut über: Wenn Sie an den folgenden 21 Punkten sich nur einen pro Tag raussuchen, diesen umsetzen (viele Punkte werden für Sie vielleicht kein Thema sein), wenn Sie alle 21 Punkte beherzigen kann ich Ihnen nur gratulieren. Sie haben in Ihrem Leben schon viel bewegt.

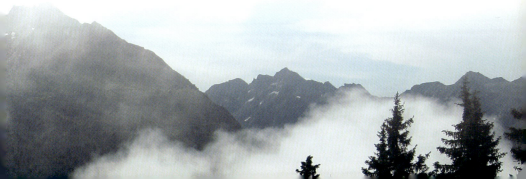

21 Tipps zur Selbsterziehung

Es gibt so viele verschiedene Charaktere in unserer Welt, Schüchternen, Streitsüchtigen, Eigensinnigen, Neidischen, Misstrauischen, Rechthaberischen, Geizigen und Ehrgeizigen, Launischen, bis hin zum eitlen und unhöflichen Menschen. Hier 21 Regeln zur Selbsterziehung:

1. Immer Lächeln! Ein Lachen ist ein Türöffner! Lautstärke des Lachens sollte der Angelegenheit angepasst sein.
2. Einen aufrechten Gang vorziehen, man geht sich viel leichter, es wirkt Wunder! Man wird selbstbewusster. Keine zu großen Schritte.
3. Beim Sitzen, nicht lungern und im Sessel lümmeln, manche umklammern den Sessel, stützen sich ab, schmeißen sich in einen Sessel und die Haltung ist über Bord. Einfach gute Haltung bewahren, auch beim Sitzen!
4. Mit beiden Beinen im Leben stehen. Nicht bei jeder Gelegenheit abstützen oder gleich anlehnen. Heute sehe ich das oft in Schulen, alle lehnen einfach nur herum, oder brauchen sofort eine Stütze? Weil sie nicht so standhaft sind!
5. Gepflegte und keine fetten Haare. Die schönsten Haare verlieren an Wert, wenn Schuppen sich auf der Schulter breit machen. Kleine hartnäckige Haare vom Kinn entfernen. Hinweis für die Damen, wenn auch jede Frau gewissermaßen eine Hexe ist und ein Haar sich immer wieder am Kinn breit macht.
6. Reine Fingernägel, wenn möglich. Der erste Blick fällt oft auf die Fingernägel, hier kann man darauf schließen wie der gesamte Mensch sich pflegt.
7. Saubere, der Gelegenheit angepasste Kleidung, nicht mit fleckiger oder zerrissenen Kleidung herumlaufen. Keine schmutzigen Krägen. Geputzte Schuhe …
8. Weibliche Schönheitspflege: dezentes Make up unterstreicht die persönliche Note, keine Kriegsbemalung.
9. Das Tragen von passendem Schmuck, nicht übertreiben.

10. Man soll alle Orte mit Sauberkeit hinterlassen, keine Lippenstiftspuren im Bad usw...
11. In der Gesellschaft freundlich vorstellen, aufstehen beim Vorstellen.
12. Beim Ansprechen den guten Ton bewahren, nicht so lässig wie es heute oft passiert, „Hey Mann, Hey hallo" sondern mit Respekt dem anderen begegnen, nicht gleich „duzen", wer darf wen ansprechen, der Ältere den Jüngeren. Kommunizieren bei jeder Gelegenheit. Es macht unheimlichen Spaß!
13. Öfter mal BITTE und DANKE aussprechen. Es wird mit Freude entgegen genommen. Ein gutes Gefühl ist in uns.
14. Pünktlichsein. Einen Terminkalender führen damit man keinen Termin vergisst. Wenn etwas dazwischen kommt, Bescheid geben, dass er nicht umsonst wartet.
15. Beim Grüßen die Hand geben und dem Gegenüber in die Augen schauen.
16. Gute Tischmanieren, wird von klein auf geübt. Kindern bei Ausflügen etwas zum Basteln oder Malen mitnehmen, auch Kinder wollen Aufmerksamkeit.
17. In der Öffentlichkeit, nicht drängeln beim Einkaufen.
18. Gute Sitten im Lokal, im Wartezimmer, im Konzert, am Spielplatz. Auch Kinder müssen Regeln befolgen, den Kindern früh genug lehren, wie man mit anderen umgehen soll. Respektvoll und gut situiert mit Mensch, Tier, Pflanzen, einfach mit der Natur (keinen Müll hinterlassen, eine Gefahr für die Tiere). Von wo sollen sie es sonst lernen, nur von den Eltern, oder? Zuvorkommend sein. Älteren Menschen einen Platz frei halten.
19. Guter Ton am Telefon, das Gegenüber merkt ganz genau wie sie sich fühlen. Lächeln Sie auch beim Telefonieren.
20. Nicht fluchen! Es fällt wieder auf denjenigen zurück, der dies ausgesprochen hat. Gutes Benehmen, nicht nur zu Hause, auch im Straßenverkehr, andere Menschen anlächeln, viele werden freundlich zurücklächeln.
21. Kleine Geschenke erhalten die Freundschaft! Eine nette Karte, ein Flasche Wein. Keine unpassenden Geschenke!

21 Tipps, um ein gutes und glückliches Familienleben zu schaffen

1. Schaffen Sie ein gutes Klima und gefühlvolles Privatleben.
2. Gönnen Sie sich immer eine Auszeit, nur wenn Sie selbst ausgeglichen sind, schaffen Sie eine ausgeglichene Atmosphäre.
3. Wenn Missgeschicke passieren, alles kann man wieder herstellen und ist ersetzbar!
4. Nicht jeden Tag etwas einteilen, einen Freiraum lassen.
5. Das Zuhause pflegen, dass man sich darin wohl fühlt, im Haus spiegelt sich der Körper.
6. Zuhören schafft Sympathie.
7. Mal faul sein!
8. Dinge gelassen sehen, so lebt es sich besser.
9. Eine Schublade oder ein Zimmer durchforsten und entrümpeln. Es erleichtert.
10. Einfach mal das Telefon klingeln lassen, früher hatten wir auch keines. Man braucht nicht jederzeit erreichbar sein.
11. Ihre Lieben umarmen, es tut so gut. „14 tägliche Umarmungen machen glücklich."
12. So oft wie möglich kuscheln.
13. Den Partner massieren, er verdient es genauso wie Sie.
14. Nicht jammern, es bringt nichts, im Gegenteil. Also bitte Schluss damit!
15. Familienmitglieder besuchen, das Zusammengehörigkeitsgefühl fördern.
16. Die Gesundheit nicht als Selbstverständlichkeit betrachten.
17. Ins Grüne fahren, picknicken, es wird allen Spaß machen, einen schönen Blumenstrauß pflücken.
18. An einen Fluss gehen und ein Lagerfeuer machen.
19. Jeden Tag so verbringen, als sei es Ihr letzter.
20. Mal wieder mit Ihrer Frau/Ihrem Mann flirten – genießen Sie ein erfülltes Liebesleben.
21. Erinnerungsfotos machen, Fotoalben gestalten.

*„Gesundheit bekommt man nicht im Handel,
sondern durch den Lebenswandel."*

Sebastian Kneipp

*„Sechs ehrliche Diener hab ich, sie lehrten mich, was ich kann.
Sie heißen Was und Wie und Wo,
Warum und Wer und Wann."*

Rudyard Kipling

21 Tipps, um Gesundheit zu spüren

1. Keine Ausreden finden, vernünftig miteinander reden!
2. Nicht jammern ist das oberste Gebot!
3. Viel Schlaf/Ruhephasen einlegen. Gönnen Sie sich einen Schönheitsschlaf, vor Mitternacht zu Bett gehen.
4. Regelmäßige Massagen, sich öfters eine Ganzkörpermassage gönnen! Das Gewebe wird gut durchmassiert, gelockert, Sie sind entspannt.
5. Kneippen ist sensationell, gehen Sie durch einen Fluss, am Ufer entlang, es tut einfach gut.
6. Heißes Bad, Schaumbäder sorgen für Entspannung!
7. Wasser zu spüren, einen Wasserfall bestaunen, die Brise zu fühlen, es befreit!
8. Optimistisch sein, man fühlt sich weniger gestresst.
9. Wenn Sie etwas geschafft haben, erzeugt das ein gutes Gefühl, loben Sie sich auch mal und klopfen Sie sich selbst auf die Schulter!
10. Einen geliebten, sympathischen Menschen umarmen, Beziehungen nicht verkümmern lassen.
11. Lachen Sie, bis dass Ihnen das Gesicht weh tut.
12. Stress vermeiden.
13. Mentaltraining, wer meditiert kann sich vieles erschaffen: Vorstellungskraft walten lassen! Wer sich das Bild einer

Landschaft aus dem Urlaub vor sein Auge holt, kann sich richtig gut entspannen. Wir haben schon viele Meditationen gemacht – es funktioniert. Wer sich unwohl fühlt, der stellt sich einfach vor, in einem Bach zu stehen und das Wasser spült all das Schlechte weg. Das Wohlgefühl tritt ein.

14. Musik: Die wohl wirksamste, aber in unserem Kulturkreis am meisten vernachlässigte Methode ist der Einsatz von Musik, insbesondere bei Meditationen. Musik geht direkt unter die Haut, wirkt auf das Unterbewusstsein. Mein Tipp: Nehmen Sie sich einmal ein paar Stunden Zeit und stellen Sie sich eine CD mit Ihren Lieblingsliedern zusammen.
15. Ein gutes Buch lesen.
16. Gehen Sie jeden Tag mit Ihrem Körper achtsam um.
17. Lieben, respektieren und bewundern Sie Ihre Mitmenschen.
18. Gute Gedanken für die Zukunft fassen.
19. Wortwahl einfach netter gestalten.
20. Schweigen, einfach mal eine halbe Stunde nichts tun, gerade für Workaholics sehr interessant, welche Gedanken zum Vorschein kommen.
21. 2 – 3 mal die Woche laufen, walken, trainieren, spazieren gehen.

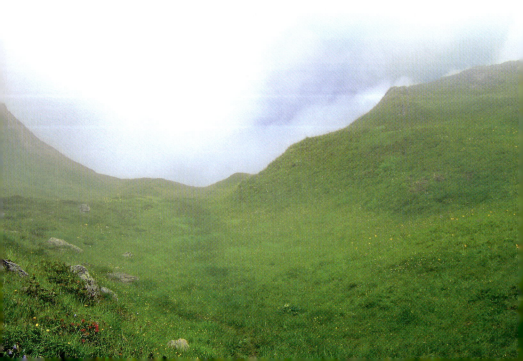

ENERGIEZUFUHR FÜR DEN KÖRPER, MIT DER ENERGIE DER NATUR

Die Energie aus der Natur, Erde, Licht, Wasser, Sauerstoff, Nährstoffe, das sind Lebensmittel – Mittel zum Leben. Das ist die Grundlage für unser Leben. Wer genug Biophotonen/Licht zuführt, ist immer guter Laune. Frische Luft/Sauerstoff und Sonne ist so wichtig! Energiezufuhr ist das A & O. Aber wie? Die Natur bietet uns alles. Alles ist Leben/Energie/Schwingung, die Natur ist einzigartig, nutzen wir sie, aber nutzen wir sie nicht aus!

Das Wichtigste ist Sonne, Licht, Wärme, Sauerstoff, Wasser und Nährstoffe, keine Übertreibung oder Untertreibung!

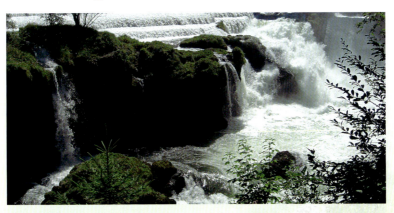

Zu wenig Sauerstoff: Ein paar Minuten ohne – wir würden sterben.
Zu viel Sauerstoff wäre auch nicht gut.
Zu wenig Wasser – würden wir austrocknen,
zu viel Wasser – würden wir ertrinken.
Zu wenig Nahrungsaufnahme – verkümmert der Körper,
zu viel Nahrungsmittel – würden wir dick und fett.

Viele Menschen fühlen sich zum Beispiel im Hochgebirge am wohlsten. An einem Wasserfall in der direkten Umgebungsluft ist die höchste Dichte an negativen Ionen zu verzeichnen. Diese Wasserfallatmosphäre ist von angenehmer und wohltuender Wirkung für den Menschen. Bei den Krimmler Wasserfällen wurden 70.000 negative Ionen pro Kubikzentimeter gemessen, in Büros hingegen nur ca. zwanzig. Während Holzhäuser negative Ionen atmen, werden sie in Stahlbetonbauten absorbiert. In Städten sinkt die Zahl der „Vitamine der Luft" auf ca. 200. Übrigens beim Duschen entstehen 14.000 negative Ionen pro Kubikzentimeter. Meeresstrände (ca. 4.000) und Nadelwälder (ca. 3.000). Die negativen Ionen, sie sind ausschlaggebend dafür, dass wir uns dort gut fühlen. Bergel/alpine Höhenlagen sind sehr zu empfehlen, dort gibt es wahre natürliche Oasen der negativen Ionen (ca. 8.000). Wegen der guten Wirkung auf die Atmungsorgane werden diese Feucht-Ionen auch „Vitamine der Luft" genannt. In Höhen über 1.200 m fällt auch noch die Pollenbelastung weg. Darum zieht es uns auch immer in die Berge. Außerdem ist die Weite, wenn man oben am Gipfel steht, ein gewaltiges Gefühl. Unbeschreiblich! Man kann so richtig die Seele baumeln lassen. Tief einatmen in der frischen Luft, Sauerstoff gegen Müdigkeit, Gesundheit einatmen und Krankheit (=Belastungen-Toxine) ausatmen! Alles kommt ins Reine. Am Meer, die kühle Brise genießen, einfach traumhaft, Wasser wirkt sehr reinigend.

Wohlfühlhormone – „Vitamine der Luft", stärken das Immunsystem, fördern gesunden Schlaf, erhöhen die Konzentrationsfähigkeit und neutralisieren positive Ionen.

Quelle: teilweise von Gerhard Klinger, freier Journalist www.Harti-media.at

Licht: Im Sommer bringt man es im Schatten auf 10.000 Lux (Lux: Maßeinheit für Licht). In einem voll beleuchteten Zimmer kommt man auf 800. Weniger als an einem bedeckten Wintertag. Im Licht produziert der Körper weniger Melantonin, jenes Hormon, das den Schlafrhythmus steuert. Zu viel davon und man ist ein Murmeltier.

Quelle: Aktiv Beauty Mai 2010

Zu 90 % halten wir uns in geschlossenen Räumen auf. Darum: Gehen Sie hinaus ins Freie! Richtig atmen und öfter mal kräftig Luft holen. Wenn jemand energielos ist, kann ich das nur empfehlen. Serotonin, das Glückshormon, je mehr Licht sie tanken, desto besser die Stimmung, bei Lichtmangel, das ist ja bekannt, kann es zur Depression führen. Darum sind Stubenhocker frustriert! Mittagssonne meiden, typgerechten Lichtschutzfaktor verwenden. Die Sonne hemmt die Allergene. Die Sonne hebt die Stimmung, deshalb haben Haut-Betroffene im Sommer oft keine Beschwerden. Die Sonne lässt alle Menschen aufleben. Sonnengereiftes Obst und Gemüse enthalten viele Biophotonen, die wichtig für unser Zellgeschehen sind. Alle fühlen sich bei Sonnenschein besser. Der Körper kann sich auch nur bei Finsternis gut erholen und regenerieren. Lässt man ein Licht nachts brennen, produziert der Körper weniger Melatonin. Die gute Erholphase wird beeinträchtigt. Tagsüber Energie tanken, frische Luft und Sauerstoff tanken! Frische Luft ist stark entsäuernd. Nachts regenerieren wir uns.

Wohlbefinden liegt in den Basen. „Die Sonne ist die Universalarznei aus der Himmelsapotheke!"

August von Kockebue, dt. Dramatiker (1761-1819)

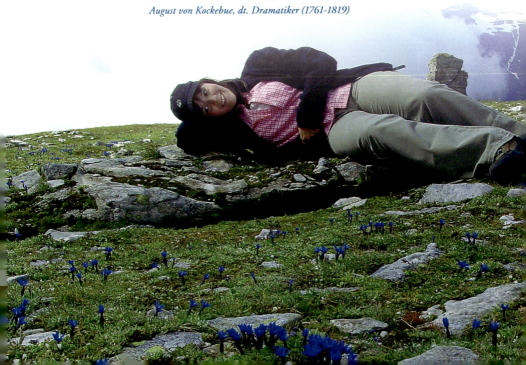

TRINKVERHALTEN ÄNDERN? WIR TRINKEN ZU WENIG, WIR TROCKNEN AUS?!

Jetzt zu unserem „SPA Bereich" Spa (salus per aqua)= „Heilen" durch Wasser!

Die Bedeutung der mangelnden Trinkwasserzufuhr (Transportfunktion ist eingeschränkt) – zunehmende Verschlackung.

trinken wir
3 % weniger = *Rückgang des Speichels und der Harnproduktion*
5 % weniger = *beschleunigte Herztätigkeit, Anstieg von Puls und Temperatur*
10 % weniger = *Verwirrtheitszustände*
20 % weniger = *das Organsystem ist nicht mehr lebensfähig*

Ina Gutsch Fachschule für Naturheilkunde

Unser Leben ist ohne Wasser nicht möglich, aber wir meiden unser ursprüngliches Lebenselixier, „Wie der Teufel das Weihwasser", (Worte von einem Kärntner Journalisten) und trinken lieber Modegetränke, die uns neurologisch durch ihre Inhaltsstoffe Probleme bereiten, aber nicht in der Lage sind, den Wasserbedarf des Körpers auf Dauer zu befriedigen. Zu hastiges Trinken bringt nichts, langsam trinken, (Vergleich mit ausgetrocknetem Blumenstock - bei diesem Vorgang bleibt das ganze Wasser oben stehen und erst langsam wird es von der Pflanze aufgenommen), beim Körper ist es gleich, er kann es gar nicht aufnehmen und scheidet es wieder aus.
Jede Stunde ein ½ Glas. Das wäre optimal. **Wasser!** Es ist der Baustein unseres Lebens. Unser Leben stammt aus dem Wasser- aus dem Fruchtwasser. Viele Körperflüssigkeiten bestehen aus Wasser und brauchen das Wasser, um bestehen zu können, wenn wir alt werden, vertrocknen wir förmlich, letztendlich befinden wir uns im Exitus. In unserem Körper wird Wasser als wichtiges Transportmittel/Quellmittel/Lösungsmittel gebraucht.

Verschiedene Abläufe können vom Körper sehr gut bewältigt werden. Nährstoffe, Sauerstoff und Licht, werden durch den Körper geschleust. Auch als Informationsträger und Regler aller lebensnotwendigen Funktionen fungiert Wasser, wie die Beseitigung von Abfallprodukten des Stoffwechsels. Die Zelle wird gut versorgt. Wenn Flüssigkeitsmangel vorherrscht nimmt die Leistungsfähigkeit unseres Gehirns ab, (man kann sich nicht mehr so gut konzentrieren). Die Bandscheiben sollten mit genug Flüssigkeit versorgt werden, diese sollten „schwimmen" so heißt es, Wasser reguliert den Temperaturausgleich des Körpers und reinigt unseren Organismus. Wasser kann für Menschen mit Übergewicht bis zu einem gewissen Grad, als Dämpfungsmittel für Hungerattacken eingesetzt werden. Damit Säuren schneller abtransportiert werden, gegen Kopfschmerzen bei verschiedenen Arbeiten wie beim Computer usw., (oder einfach mal in die frische Luft!) Wasser soll eine gute energiereiche Qualität haben, gut informiert, belebt, energetisiert und gefiltert sein. Wasser speichert alles! Unser Körper besteht zu 70 % aus diesem wertvollen Elixier.

Wenn Sie Ihr Wasser nicht filtern, muss dies Ihr Körper erledigen, belastetes Wasser behindert die Ausscheidung über die Nieren. Was Sie nicht ausscheiden können, bleibt als Schlacke und Gift im Bindegewebe (Cellulite), im Zellzwischengewebe und in den Gelenken (Arthrose/Arthritis). Nach neuesten Erkenntnissen sollte Wasser möglichst rein, schadstofffrei und mineralarm sein.   F. Balmanghelidj: „Wasser trinken wirkt Wunder"

Wobei als Flüssigkeit hier gesüßte Getränke, Kaffee und Mineralwasser nicht zählen. Mineralwasser wird aus Quellen mit Mineralien verwendet oder es werden künstliche Mineralien und/oder Kohlenstoff, sprich Kohlensäure, dem Wasser zugesetzt, was meist der Fall ist. Peter Ferreira, der Pionier für Wasser und Salz, hat uns immer wieder bei seinen Vorträgen zur Genüge erklärt, dass Mineralwasser ob still oder prickelnd, der Körper nicht verwerten kann. Kalk lagert sich in den Blutgefäßen ab, und so wird anorganisches Kalzium (=Kalk) in den Knochen eingelagert, diese werden brüchig, Schlacken werden produziert, Leitungswasser und Tee ist demnach am Besten. Zusätzlich frische Frucht- und Gemüsesäfte, dann ist die flüssige Versorgung perfekt.

Wasser ist unentbehrlich, Wasser ist lebenswichtig für unseren Organismus. Wir wissen, dass Wasser in allen Teilen unseres Körpers zu finden ist. Im Ohrenschmalz, im Blut, im Urin, im Speichel, zum Denken (Liquorflüssigkeit),… Die Haut wird straff und geschmeidig… Überall benötigen wir Wasser für unseren Stoffwechsel, „der Stoff wird gewechselt", dies ist nur mit gutem Wasser möglich. „Trinken" aus natürlicher Quelle ist natürlich das Beste zur Vorsorge! Hier muss man darauf achten, dass keine Schadstoffe aus der Umgebung, wie Jauche uvm… auf die Qualität einwirkt, was leider öfter der Fall ist.

„Wasser und Salz, Gott erhalt`s ", den Spruch kennen viele. Salz enthält 84 Elemente, viele Mineralstoffe, Spurenelemente. Kalium und Natrium unterstützen uns beim Denken, reguliert viele Defizite im Körper. Sole mit Wasser verdünnt, unterstützt die Haut, den Körper beim Abbau von Schlackenstoffen, Sole reguliert den Elektrolythaushalt nach sportlichen Aktivitäten…

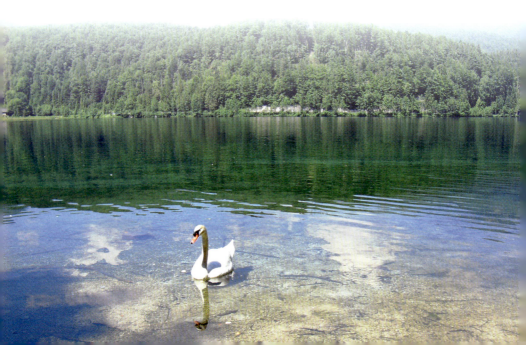

Hier einige Vergleiche zum Wasserverbrauch

Flaschenwasser: Wir könnten uns die Schlepperei von Flaschenwasser ersparen und einen großen Beitrag leisten, zur Erhaltung der Umwelt. Für die Reinigung von Mehrwegflaschen wird viel Wasser verbraucht, was wir einsparen könnten, wenn wir unser Leitungswasser einfach filtern würden. Außerdem würden wir uns viel Plastikmüll ersparen. Befüllung und Flaschenreinigung bzw. das Flaschenrecycling verbrauchen viele Rohstoffe und viel Energie. Dazu kommt, dass der Transportweg der Flaschen oft viele Lkw-Kilometer weit ist. **1970** wurden pro Person und Jahr **12,5 l** Flaschenwasser verbraucht **2007** pro Person und Jahr **130 l** Flaschenwasser!

Wasserfiltern: Das Schleppen von Mineralwasser fällt weg, wenn man sein Wasser filtert. Da in alten Hausinstallationen oft Kupfer und Blei im Leitungsnetz sind, das Wasserwerk kann nicht alle Verunreinigungen herausfiltern, darum ist es gut wenn man diese Stoffe herausfiltert. 98 % der Schadstoffe werden durch Filtergeräte entnommen. Schwebstoffe, Blei, Kupfer, Chlor, Kalk, Pestizide, Herbizide, Insektizide, giftige Gewerbeabwässer – es gibt eine Menge, Medikamentenrückstände, Schwermetalle, Erreger bestimmter Mikroorganismen (es gibt auch Gute), haben so keine Chance. Zwar schreibt die Europäische Trinkwasserverordnung (TrinkwV) zahlreiche Grenzwerte vor, jedoch wird nur ein Bruchteil der im Wasser möglicherweise enthaltenen Stoffe tatsächlich geprüft. Außerdem ist nicht alles, was erlaubt ist, auch gesund z.B. Blei oder Kupfer von alten Leitungen. Besonders problematisch ist die Stagnation. Also das Stehen des Wassers in den Leitungen. Wasser verbringt manchmal viel Zeit in alten Rohren auf dem langen Weg vom Wasserwerk zum Wasserhahn. Hier kann eine stetige Quelle von Belastungen schlummern, die niemand bemerkt.

Gefiltertes Leitungswasser ist einfach und bequem! Wasser aus der Leitung kann optimiert werden. Nach einer hochwertigen Filterung schmeckt es deutlich besser! Wird das Wasser zusätzlich noch verwirbelt, kann man es physikalisch reinigen. Eine großartige Idee aus „schadhaften und totem" Wasser, Lebendiges zu machen. Zahlreiche Haushalte bereiten sich deshalb aus Leitungswasser Ihr Trinkwasser selbst zu. Dabei behält es alle seine guten Qualitäten und viel unerwünschte Stoffe werden entnommen. Natürliche Mineralien werden nicht entfernt sondern bleiben im Wasser. Das Ergebnis ist ein gutes Gefühl, ein frischerer Geschmack und besseres Wasser ohne den aufwändigen Kauf und Transport von Flaschen. Gefiltertes Wasser bringt Tee und Kaffee voll zur Geltung und ist zum Kochen ideal. Auch Pflanzen profitieren vom gefiltertem Wasser und viele Tiere bevorzugen es beim Vergleich mit gewöhnlichem Leitungswasser. Täglich morgens einen bleifreien Glaskrug mit Wasser bereitstellen!

Gerade bei älteren Menschen kann man es beobachten, dass viele die tägliche Menge an Flüssigkeitszufuhr nicht wahr und ernst nehmen. Die Haut wird trocken, man ist gereizt, die Haut greift sich wie Pergamentpapier an. Es dauert oft Jahre bis man sieht und spürt, dass unser Körper von innen austrocknet.

Wenn man sich vorstellt, dass man im Laufe eines Lebens ca. 50.000 Liter trinken. Wir können den guten Geschmack des Wassers oft nicht mehr wahrnehmen.

Bezugsquelle im Anhang

Eine zusätzliche gute Zufuhr an Flüssigkeit kann man auch durch die empfohlenen fünf Portionen Obst und Gemüse am Tag erzielen, Obst und Gemüse besteht zu etwa 80 % – 90 % aus Wasser. *Achten Sie auf das Etikett bei süßen Getränken: Zucker, Glucose, Melasse... bei Limonaden und Energiedrinks, diese haben einen großen Teil an Zucker. Bei Energiedrinks beläuft sich die Menge auf 15 Stück Würfelzucker.*

Quelle Gesundheit 8/2011

Eigentlich wäre es ganz einfach. Ich weiß, dass bei allen Themen die Meinungen auseinander gehen. Wichtig ist 2 Liter Wasser trinken, zusätzlich 1 Liter basischer Kräutertee und 1 - 2 Gläser Fruchtsaft am besten frisch gepresst.

Unbedingt 1/2 - 1 Liter basischen warmen Tee (oder warmes Wasser, wie wir es aus der TCM wissen) über den Tag verteilt trinken, so wird da Gewebe gereinigt, die Ablagerungen und Schlacken können sich besser von der Gewebswand lösen. Die Darmperestaltik/Darmtätigkeit wird angeregt. Kalte Getränke nehmen dem Körper Energie. Sie sollten erwärmt werden. Wenn man bedenkt, wir haben 37° Körpertemperatur! Bei kalten Getränken ziehen sich unsere Gefäße schlagartig zusammen. Unser Inneres ist schockiert! Gutes Beispiel von einem Dozenten bei einer meiner Ausbildungen: Eine fette Pfanne kann man auch nicht mit kaltem Wasser spülen, sie wird nicht sauber werden. Klingt sehr einleuchtend. Den Vergleich werden wir uns sicher ein Leben lang merken. Darum auch den Körper warm spülen, so lösen sich Schlacken aus dem Gewebe.

Dr. Emoto, der bekannte Wasserforscher, Autor einer Menge Bücher. Bei einem Vortrag sagte er:
„Alles sprießt in der Natur mit seiner Lebendigkeit, für Mensch, Tier und Pflanze. Für unser Erdenleben ist Wasser lebensnotwendig!
Aus ... 90 % Wasser besteht das Ei in der Fruchtblase
aus ... 80 % Wasser besteht ein Baby
aus ... 70 % Wasser besteht der Erwachsene
aus ... 60 % Wasser besteht der Erwachsene ab 65 Jahren und älter wenn wir unter 50 % Wasser bestehen würden, sterben wir – wenn das Wasser in unserem Körper nachlässt werden wir humorlos, wir trocknen aus!"

Dr. Emoto bewies, dass bestimmte Einflüsse unsere Wasserstruktur verändern. Alles, ob Gefühle, Musik, Worte; negativer und positiver Natur, alles wirkt auf uns. Die Wasserkristalle bilden sich je nach Qualität und Information. Jedes Wasser, ob in unserem Körper oder in Flüssen, Bächen uvm. Ob Worte, die einfach durch die Schwingungen und Energien der unterschiedlichen Buchstaben anders ausgesprochen werden, oder unsere Gedanken, alles wirkt sich aus, auf unser Inneres. Das Wasser wird vom Umfeld geprägt, wo es durchfließt. Mineralien, Steine, Wasserfälle, Wiesen, Felder, Leitungen

und verschiedener Materialien. Jeder einzelne Mensch, bei jedem ist das Energiefeld anders. Die Qualität der Nahrung, der Getränke und die Luft die wir einatmen BE-EIN-FLUSST, durch „Einfließen" unser Inneres.

Nicht alle Getränke sind „gesund!",

sagt Dr. Ulrich Grimm. Seine Bücher sind sensationell, er deckt darin vieles auf, eines davon: *„Die Suppe lügt!"* Nur ein Beispiel: In der Werbung wird mit vielen Kultfiguren geworben „Wicki und die starken Männer". Nur wenn man dieses Getränk trinkt, fühlt man sich stark!? Der Schein trügt oft.

Dr. Norman W. Walker schreibt in seinem Buch: *„Wasser und ihre Gesundheit" Seite 47 (Limonaden und Cola Getränke) „Was ist mit den „Soft Drinks" nicht in Ordnung? Millionen von Kindern sind heute von Gehirnschädigungen und anderen Krankheiten betroffen, die durch Soft Drinks verursacht wurden! Das ist keine aus der Luft gegriffene Behauptung, es ist eine wichtige Entdeckung der medizinischen Forschung!"*

Schauen Sie aufs Etikett: Zitronensäure ist meist aus chemischer Herstellung. Jeder, der sich im Gesundheitsbereich bewegt und sich mit diesem Themen beschäftigt, rät ab von solchen Getränken. Sie können überall nachlesen was künstlich hergestellte Zitronensäure in unserem Körper bewirkt.

Weiters von großer Wichtigkeit:
- Aus welchen Gefäßen trinken Sie? Haben Sie eine weiche Plastikflasche, wie so viele? Tauschen Sie sie gegen eine Trinkflasche, sie enthält keine Weichmacher – Bisphenol A.

- Bleifreie Glasflaschen oder Krüge sind optimale Gefäße, jedoch sehr schwer in Handtaschen mitzunehmen, darum greifen die meisten Menschen zu weichen Flaschen, die es meist zu kaufen gibt. Lassen sie sich leicht zusammendrücken, dann enthalten diese sehr oft Bisphenol A (Weichmacher), sie werden bekanntlich schon im Blut festgestellt. Neu gibt es auf dem Markt: Tritanflaschen, diese haben keine gesundheitsschädlichen Auswirkungen. Sind geschmacks- und geruchsneutral. Durch den Film „Plastic Planet" im Frühjahr 2012 wurde die Menschheit etwas aufgerüttelt. Sie als Leser dieses Buches, haben schon viele Lernprozesse des Lebens durch und wahrscheinlich schon längst vieles umgesetzt, oder?

Zur Info: *Bisphenol A, eine in vielen Kunststoffen enthaltene chemische Verbindung, reduziert die Zeugungsfähigkeit von Männern deutlich. Bisphenol A ist eine häufig eingesetzte Chemikalie, die in vielen Lebensmittelverpackungen und Alltagsgegenständen aus Kunststoff enthalten ist. Es wird vor allem über Lebensmittel aufgenommen, deren Verpackungen die Verbindungen enthalten.*

Quelle: Auszug aus: FORUM Gesundheit 5/2010

Wenn wir schon bei allem Flüssigen sind. Das Baden und Duschen des Körpers, das Spülen des Geschirrs in der Geschirrspülmaschine und das Waschen in der Waschmaschine ist ebenso ein Thema. Schauen Sie auf eine gute Qualität bei der Waschmittel-Lösung, wie Sie Ihre Wäsche waschen! *(siehe Bezugsquellen)* Es sollte natürlich aufgebaut und 100 % abbaubar sein. Es ist nur zu Ihrem Besten. Der Körper und die Haut nehmen vieles auf – Speicherorgan. Das Feinstoffliche, die Information macht es aus. Wie in der Homöopathie, kleine Teilchen – große Wirkung. Unterschätzen Sie das nicht!

Wenn man sich fragt: *„Was kann ich alleine, der Konsument, schon ändern?"* Den Spruch: *„Der Kunde ist König"* haben Sie sicher auch schon vernommen. Ein König besitzt Macht, eben diese Macht zu verändern und diese Veränderung beginnt in allen Lebenslagen nur bei uns selbst.

(Quelle: Natürlich Leben, Ausgabe 1/2005)

WIRD ERNÄHRUNG ZUR NEBENSACHE?
Na, Mahl-Zeit!

Ernährungsformen gibt es viele: Dr. Brucker, Prof. Werner Kollath, Hildegard von Bingen… Je natürlicher die Ernährungsform, desto besser. Entscheiden Sie aus Ihrem Bauch heraus. Es steht dem ganz natürlichem Weg, eine unglaubliche Lobby gegenüber, die Industrialisierung aller Nahrungsmittel uvm. Je mehr unnatürliche Produkte auf den Markt kommen, desto verwirrter wird unser Körper. Wir entfernen uns immer mehr von der Natur! Mit fremden Stoffen kann der Körper nichts anfangen! Wir brauchen unsere Ernährung für Muskeltätigkeit, Erhaltung der Körperwärme, Verdauungsprozesse, Organfunktionen, Wachstum und Stoffwechsel. Der Körper: „Er wird genährt!" Um diese genannten Funktionen des Körpers optimal zu erfüllen ist es wichtig und ausschlaggebend: **Was Sie zwischen Neujahr und Weihnachten essen und nicht das, was Sie zwischen Weihnachten und Neujahr essen.** So kann man bis ins hohe Alter das tägliche Leben mit Genuss verbringen!

„Der Mensch ist das einzige Lebewesen, das seine Nahrung verdirbt, ehe er sie isst."
Prof. Werner Kollath

MAHLZEIT
Ein Mensch gelangt mit Müh und Not
Vom Nichts zum ersten Stückchen Brot.
Vom Brot zur Wurst geht`s dann schon besser:
Der Mensch entwickelt sich zum Fresser.
Und sitzt nun scheinbar ohne Kummer
als reicher Mann bei Sekt und Hummer.
Doch sieh, zu Ende ist die Leiter:
Vom Hummer aus geht` s nicht mehr weiter.
Beim Brot, so meint er, war das Glück,
doch findet er nicht mehr zurück.
Eugen Roth: „Der letzte Mensch", München 1964

Wenn man jeden Tag und zu oft alles (zusammen) isst: 5 gängiges Dinner mit Aperitife, Vorspeise, Salat, Hauptspeise, Suppe, Nachspeise und Schnaps usw.. Der Körper schlägt eines Tages zurück.

Erwin Kaussner: *Buch: Hochgefühl, EVIVA Verlag S.28*
07.^{00} – 20.^{00} Uhr Nahrungsaufnahme
20.^{00} – 04.^{00} Uhr Nahrungsverwertung
04.^{00} – 12.^{00} Uhr Ausscheidungsphase

Brechen wir die Gesetze der Natur, kommen wir aus dem Rhythmus, unsere innere Uhr, unsere Organuhr kommt ins Ungleichgewicht. Unsere Organuhr sagt uns zu welcher Zeit welche Organe aktiv sind.

Wenn ein Organ eine beginnende Schwäche oder Schädigung aufweist, so treten Krankheitserscheinungen besonders zu den Organzeiten auf.
　　　　　　　　　　　　Dr. med. Hans Bernleithner: Gesundheit 9/89

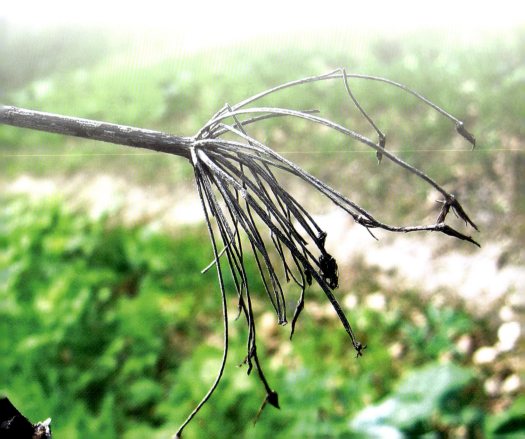

Die Organzeiten:

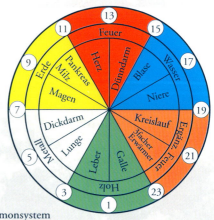

1–3 Uhr Leber
3–5 Uhr Lunge
5–7 Uhr Dickdarm
7–9 Uhr Magen
9–11 Uhr Milz Pankreas
11–13 Uhr Herz
13–15 Uhr Dünndarm
15–17 Uhr Blase
17–19 Uhr Niere
19–21 Uhr Kreislauf
21–23 Uhr 3-fach Erwärmer & Hormonsystem
23-1 Uhr Galle …

Die Nahrungsaufnahme ist wichtig für unseren Organismus. Ohne Nahrung können wir nicht leben. Wenn die Nahrungsmittel keine Bioverfügbarkeit aufweisen, kann man die Funktionen des Körpers nicht aufrecht erhalten. Schwächung des Immunsystems tritt ein und Anfälligkeiten können auftauchen. Gesunde Ernährung ist günstiger, weil wir nichts brauchen, um Krankheit zu heilen!

Unsere Ausscheidungen: Beobachten Sie mal z.B. bei einem Husten, garantiert gegen den „frühen Morgen" zwischen 3 – 5 Uhr sind die Hustenanfälle am intensivsten.

Oder ein anderes Beispiel zur Ausscheidung: Es heißt immer, der Urin sollte klar sein und je intensiver die Farbe, das dies ein Zeichen für mehr notwendige Flüssigkeitszufuhr ist. Der Stuhl sollte wohlgeformt sein! 60 % lt. Schätzungen der Experten haben Schwierigkeiten mit der Verdauung, das äußert sich in Tönen und Krämpfen.

Das Toilettenpapier ist immer das Prüfpapier des Darms   Dr. F. X. Mayr

Physische/körperliche Ernährung

... setzt sich aus den flüssigen und festen Formen der Lebensmittel zusammen – beachten wir Lebensmittel, sie sind Mittel zum Leben. Im Lebensmittelbereich gibt es genug Anbieter mit wirklich guter Qualität, die auch den Mehrpreis rechtfertigen. Nur wenn die sensorische Qualität nicht gespürt und erlebt wird, steht der nackte (Tief-) Preis im Vordergrund. Weniger ist mehr! Doch es ist anders! Besser ist es auf Qualität zu achten, dann braucht man weniger.

Schlechte Laune macht sauer und gesundes bewusstes Essen reinigt den Geist! Einem schlechtgelaunten Menschen wird nichts Gesundes schmecken oder der gesündeste Apfel bedeutungslos sein. Mensch, Tier, Pflanze beeinflusst sich gegenseitig. Der Umgang miteinander, die zwischenmenschlichen Beziehungen, beeinflussen und verändern. Gedanken Gefühle sind Nahrung für die Seele.   *Quelle Zeitenschriften 11/96*

80 % aller Krankheiten haben ihren Auslöser in der Übersäuerung, nur 20 % der Menschen nehmen basische Ernährung zu sich. Wenn wir wissen, dass wir Säure produzieren, muss mehr Base zugeführt werden. Bei Stress, der vorprogrammiert ist, kann man vorbeugen. Base zuführen, Base, Base und nochmals Base!

Der Körper ist die Bühne der Seele und Leben,
denn das was die Seele nicht lebt, lebt sich im Körper aus.
Dr. Rüdiger Dalke

Je bewusster, Körper, Geist und Seele wahrgenommen werden und
je basischer die Nahrung,
desto positiver sind die Gedanken,
die Aussprache und das Benehmen.
Je saurer, Körper, Geist und Seele wahrgenommen werden und
je denaturierter die Nahrung, desto saurer,
desto negativer sind die Gedanken,
die Aussprache und das Benehmen. *Brigitte Lang*

Der Körper hat auf saure Nahrung eine saure Antwort! Er reagiert und lässt sich auf Dauer nicht irreführen. Bewusstes Essen hat wichtige Einflussfaktoren auf unser Inneres.

Statt Säure	Base zuführen
statt Nahrungsmittel	Sättigungsmittel-Lebensmittel
statt Hass	Liebe
statt Streit-Krieg-Brutalität	Frieden
statt Gleichgültigkeit und Gegeneinander	ein fürsorgliches Miteinander
statt Frust	Lust
statt Lügen	Wahrheit
statt Leere	Gottvertrauen
statt Lärm	Stille/meditieren
statt Energielosigkeit	Kraft
statt Krankheit	Gesundheit = **Lebensfreude!**

Quelle: Buch: „Gesundheit durch Entschlackung"

Je weiter sich der Mensch von der Natur entfernt desto kränker wird er, das muss uns endlich bewusst werden!

Die basische Versorgung ist das „Um und Auf", durch die heutige schnelllebige Lebensweise, werden im Körper viele freie Radikale Platz finden – freie Radikale entstehen durch oxidativen Stress, durch die täglichen Aufgaben können wir schnell überfordert werden. Dem kann man nur gerecht werden, wenn man dem entgegenwirkt mit Basenzufuhr. Sehen Sie oben die Gegenüberstellung. Alles was rechts angeführt ist, ist gut für unseren Körper. Zuviel Stress schadet dem Körper. Gemeinsames Essen, sind wichtige Rituale in der Familie, früher bei uns am Bauernhof hieß es, um 6.^{00} Uhr Frühstück, 9.^{00} Uhr Jause, 12.^{00} Uhr Mittagessen, 17.^{00} Uhr Jause. Das war immer das Gleiche, ein gemütliches Beisammensein. Wenigstens ein bis zwei Mahlzeiten sollte man gemeinsam einnehmen. In unserer Familie praktizieren wir diese Rituale weiter. Es fördert den Zusammenhalt und den Gemeinschaftssinn. Viele Menschen essen heutzutage alleine oder auswärts, sie essen soviel als würden sie eine schwere Arbeit verrichten. Früher war es so, wo man Feldarbeiten verrichten musste, wurde hart gearbeitet und geschwitzt. Den Speisebrei konnte man wieder leicht verbrennen, aber heute sitzen wir nur im Büro bzw. wir bewegen uns viel zu wenig. Viele sieht man beim Autofahren essen, sie nehmen sich keine Zeit zum richtigen Essen!

Mahlzeit! Das Einspeicheln (entsteht beim Kauen) ist einer der wichtigsten Vorgänge der Nahrungsaufnahme. Darum heißt es auch Mahl-Zeit. Zum Mahlen des Speisebreis, Zeit lassen. In der Mundhöhle finden wir reichlich lymphatisches Gewebe, ein Teil unseres Immunsystems liegt schon in dieser Region. Das ist die erste Station der Immunabwehr. Mineral-/Nährstoffmangel, Karies, Amalgamfüllung und Übersäuerung begünstigen bereits in der Mundhöhle Pilzbesiedlungen. Die Pilze nisten sich gerne in unzureichend gereinigten Zahntaschen, Spalten, zwischen den Zähnen oder Übergängen von Amalgam zum Zahn ein. In weiterer Folge besiedeln sie dann die benachbarten Schleimhäute von Nase und Nasennebenhöhlen, wohin sie über natürliche Verbindungen von der Mundhöhle gelangen können. Findet das Einspeicheln nicht statt, wird die Stärke in der Mundhöhle nicht abgebaut, die Nahrung gerät als „Kleister" in den Magen, hier kommt es zur Gärung (Gase, Fäulnis und Blähungen entstehen) und durch die lange Verweildauer im Magen entsteht Kohlensäure. Defizite sind somit vorprogrammiert. Die Magenschleimhaut wird angegriffen und gereizt. Wenn zu viel Säure und zu wenig Basen aufgenommen werden, kommt es zu einem Ungleichgewicht des Körpers, dadurch kann es zu Stoffwechselstörungen kommen.

Der Darm, die innere Wurzel der Gesundheit, er ernährt jeweils das Gewebe der Zellen. Durch das Einspeicheln (gutes Kauen) können Magen und Darm entlastet werden. Besseres Kauen führt schon bei kleineren Mengen zur Sättigung. Es ist notwendig zur Speichelproduktion. Faser- und Ballaststoffe in der Nahrung werden freigesetzt und quellfähig gemacht, diese sind von großer Bedeutung für den Dickdarm. „Gut gekaut ist halb verdaut". Kinder kann man darauf aufmerksam machen, sich beim Essen Zeit zu lassen. Schnell wird alles verschlungen, wir dürfen nicht vergessen, dass wir die Vorbilder unserer Kinder sind. Ab einem gewissen Alter müssen die Kinder die Bedeutungen der gesunden Ernährung verstehen. 12 Meter, vom Kauen bis zur Ausscheidung können wir beeinflussen und entscheiden was wir zuführen und ob wir alles verdauen können? Die psychische Komponente hat hier ebenfalls einen gravierenden Einfluss? Alle Einflüsse, die wir nicht verdauen können, äußern sich oft psychisch, dass sich z.B. ein Durchfall ankündigt. Man will alles durchfallen lassen.

Unsere Erfahrung lautet: Man ist, was man isst! Unsere Lebensmittel sind unsere Mittel zum Leben! „Nahrungsmittel" hingegen sind dazu da, um uns satt zu machen und nur das Hungergefühl zu stillen. Denaturierung passiert ständig. Die industriealisierten Nahrungsmittel sind einfach nur „Füllstoffe".

Ein gutes Beispiel: Sehr umstritten ist die Mikrowelle (lieber das Backrohr wählen oder einen Dampfgarer). Stellt man ein Lebensmittel in den Mikrowellenherd zum Aufwärmen, kommt ein Nahrungsmittel raus. Durch die Denaturierung geht der Nährwert verloren, es kann nur mehr sättigend wirken. Das Lebensmittel ist denaturiert, Moleküle zerstört, sicher, der Organismus toleriert eine Menge aber nicht alles. Wir wollen alle nicht glauben, was uns alles vorgesetzt wird. Die Technologisierung ist sicher toll, die Fortschritte usw… aber deren Auswirkungen sind uns alle noch nicht bewusst. Viele kennen diese Auswirkungen nicht oder Firmen sehen nur den Profit!

Für den Darm die optimale Nährstoffzufuhr und „unserem zweiten Gehirn" ein gutes Milieu schaffen. Zuviel Süßes lässt Darmbakterien schrumpfen und der Candida – ein Pilz im Darm hat genug Nahrung um sich zu verbreiten. Will man die Pilze aushungern, braucht man nur auf Weißmehl, weißen Reis, Süßes, natürlich auch auf süße Getränke… zu verzichten.

Auch durch jahrelange Medikamenteneinnahme kann die Darmflora zerstört werden, so war es bei unserer Tochter Bettina. Mit verschiedenen Mitteln, wie Mutaflor und Sympioflor (beides natürliche Darmtherapeutika) bauten wir die Darmflora wieder auf. Basische Kräutertees usw. sorgten wieder für Ausgleich. Es gibt sehr gute Mittel mit guten Bakterien, die den Darm wieder aufbauen nach Antibiotika - Einnahme. Bettina sorgt immer dafür, sich ausgeglichen zu ernähren, um das Immunsystem aufzubauen und den Darm in Ordnung zu halten. Einfach vorbeugen! „Vorbeugen ist besser als Heilen!" Bettina hat tolle Erfahrungen gemacht mit natürlichen Mikronährstoffen von Juice PLUS+®. Jeder kann selbst entscheiden, gute Nährstoffe sind ein wichtiger Teil unseres Wohlbefindens, nicht nur wichtig für unsere Fähigkeiten in den anderen Teilen des Körpers, sondern auch für das „Bauchhirn" in unserem Darm.

Ist der Darm sehr belastet kann man auch eine Colon-Hydro-Therapie vornehmen: erleichternd – entlastend – entspannend. Die Colon-Hydro-Therapie unterstützt die Regeneration ihrer Darmfunktion. Die erfolgt durch eine sanfte Bespülung mit körperwarmen, hygienisch aufbereitetem Wasser, gepaart mit einer schonenden Bauchmassage.

www.darmprobleme.at

Bei meinen Recherchen entdeckte ich die Homepage von Gerhard Klinger, er spricht mir aus der Seele! Seine Ansichtsweise hat mich fasziniert, darum mit freundlicher Genehmigung einige Zeilen von ihm, Harti Media 2012: Der Magen- und Darmtrakt, und das ist seit Jahrhunderten bewiesen, beherbergt die größte Ansammlung von Nervenzellen außerhalb des Zentralnervensystems. Dieses zweite Gehirn steuert die

Verdauungstätigkeit unabhängig vom Hirn, oder kennen Sie jemanden, der seine Verdauung willentlich steuern kann? In der Darmwand verborgen liegen zwei Schichten mit über 100 Millionen Nervenzellen, welche den gesamten Verdauungstrakt netzartig umgeben. Diese Nervenzellen entscheiden unabhängig vom Gehirn was mit der aufgenommenen Nahrung passiert, ob sie abgewiesen wird (Erbrechen), angenommen wird (Verdauung) oder schnell wieder ausgeschieden wird (Durchfall). Entwicklungsgeschichtlich ist das Gehirn ein Teil des Verdauungstraktes. Naturkundler behaupten zwar der Tod sitzt im Darm, doch ich bevorzuge die positive Sichtweise, ein gesundes Leben hängt von einem funktionierenden Darm ab.

Psyche und Verdauung: *Neun von zehn Botschaften gehen vom Bauch zum Kopf. Über den Darm und das Bauchhirn lernt der Mensch als Säugling die Umwelt kennen. Die Wechselwirkung zwischen Psyche und Verdauung kann daher schlecht geleugnet werden, wie auch zahlreiche geflügelte Worte beweisen. Schmetterlinge im Bauch haben Dinge, die einem schwer im Magen liegen, angefressen sein, es satt haben. All diese Phrasen zeugen von einer direkten Verbindung zwischen Kopf und Bauch, zwischen Psyche und Verdauung. Wenn man vor Angst ins Hemd macht, einem speiübel wird, Gefühle beeinflussen Darm- und Magenfunktionen. Selbst die Magensaftproduktion unterliegt psychischen Einflüssen, wenn uns etwas sauer aufstößt, die sprichwörtliche Wut im Bauch sich als Sodbrennen bemerkbar macht. Wissenschaftlich abgesichert ist, dass psychischer Stress funktionelle Magen- und Darmkrankheiten auslösen kann.*

Haut, Nerven und unsere Ernährung für den Körper, Geist und Seele hängen ganz eng zusammen.
Eine Änderung des Lebensstils und eine vitalstoffreiche Kost sind unumgänglich. Wie geht das? Nur ein paar kleine Tipps, z.B. unser Frühstück, die wichtigste Mahlzeit des Tages. Der bekannte Spruch ist nicht umsonst entstanden: „**Frühstücken wie ein König, Mittagessen wie ein Edelmann und Abendessen wie ein Bettelmann!**"

Frühstück ist die wichtigste Mahlzeit des Tages

Ein Glas Wasser mit einen Teelöffel Natursalz-Sole auf nüchternem Magen. Sole kann man ansetzen: Natursalz Brocken mit Wasser auffüllen und nach 45 Minuten ist sie fertig. Morgens kann man mit einem lauwarmen Wasser beginnen. Das Frühstück sollte vitalstoffreich sein, nichts Süßes sein, denn sonst lässt die Konzentration vormittags schon nach. Kinder bekommen oft gar keine Jause mit, frühstücken nicht, darum wäre es hier besonders wichtig, wenigstens Tee zu trinken und ein paar Bissen zu essen, um den Stoffwechsel anzukurbeln.

Optimal wäre: frisches Obst – Trauben mit Käse, Gemüse, Müsli, Trockenfrüchte, Nüsse, Mandeln, Getreideriegel, Vollkornbrot/Reiswaffeln oder Knäckebrot mit ein wenig Butter oder Aufstrich und Gemüse dazu. Natürliche Eiweiß-Shakes mit Sojamilch – sehr vorteilhaft in optimaler Zusammensetzung stehen unserem Körper zur Verfügung. Gute Leistungsfähigkeit! Linsen mit Ei – für gute Konzentration in der Schule, sehr oft kam diese Speise zur Umsetzung unsererseits. Bettina hat es gerne gegessen. Ein positiver Effekt, die Noten sind interessanterweise immer besser ausgefallen, die Konzentration war einfach genial. Die Pausen in der Schule können die Eltern nicht mehr kontrollieren, hier werden Softdrinks, Zuckerl, süße Riegel, süße Speisen gekauft und die Konzentrationsfähigkeit sinkt. Das berühmte schwarze Getränk, das so beliebt ist bei Kindern und andere Limonaden bringen den Blutzuckerspiegel in Aufruhr. Die Mehrheit bevorzugt tagtäglich diese Dinge

Mittag: ausgewogene Speisen und eine gesunde Mahlzeit bevorzugen! Das Räubertrio: tierisches Eiweiß, Zucker und Weißmehlprodukte kommen meistens auf den Mittagstisch. „Ein voller Bauch studiert nicht gern", heißt es! Viele machen dann noch ein Mittagsschläfchen und wälzen sich hin und her, damit sich alles prima überall gleichmäßig verteilt! Ein Verdauungsspaziergang wäre besser!

Abends: leichte Kost! Keine großen Portionen oder üppige Mahlzeiten. Leider sieht die Realität anders aus, bei manchen ist dies die einzige Mahlzeit, die sie ausgiebig „genießen" können. Im Nachhinein fühlen sich viele nach so einem üppigen Mahl „überladen"!
Ich habe herausgefunden und recherchiert, dass, wenn man abends kein Fleisch isst, man morgens nicht müde ist. Besser ist Gemüse, Reis, Quark, Schafkäse, Gedünstetes, leichte Suppen, leichte frische Käsesorten… essen. Den Eiweißbedarf kann man ohne Weiteres mit Hirse, Soja, Blattsalat, Quinoa oder teilweise mit Hülsenfrüchte decken.

Der Neurologe Dr. Vernon Hammersmith bringt den Zusammenhang von seelischer Unausgeglichenheit und erhöhtem Blutzuckerspiegel folgendermaßen auf den Punkt: „Viele Eltern füttern Aggressivität in ihre Kinder hinein, mit Mehl- und Cremespeisen, Kuchen, Torten und süßen Getränken." Sein Kollege J.A. Wacker ergänzt: „Wenn Kinder durch Fehlernährung hypoglykämisch werden, ist dies Ursache für späteres soziales Fehlverhalten, außerdem für mangelnde Urteilsfähigkeit bezüglich eigener Handlungen." Quelle: Klaus Oberbeil Fit durch gesunde Ernährung Seite 45

„Die größte Zahl des Menschen stirbt keines natürlichen Todes, sondern mordet sich selbst durch eine verkehrte Lebensweise."
SENECA

Unsere Ernährung, wir haben eine Menge „Mängel" im Überfluss!

Wir haben den wahren Wert unseres Essens verloren. Der Genuss steht im Vordergrund, die Qualität lässt zu wünschen übrig, es ist uns einfach oft egal was enthalten ist, dem Körper aber nicht. Viele verschiedene Marken, Sorten, von einer Warengruppe gleich „X"-Firmen, die Regale sind voll davon, wir füllen damit unseren Körper, mit vollen Bäuchen schlagen wir uns dann umher. Wir verhungern in Wahrheit vor der vollen Schüssel und haben wenig Nährstoffe. Wir glauben es zwar nicht, aber wer nicht hören will muss fühlen! Oft kommen nach Jahren die „Leiden" und wir müssen fühlen. Wenn der Herr Doktor was sagt, dann werden wir hellhörig: „Sie müssen etwas ändern", wieso muss immer erst etwas weh tun, wieso kann man hier nicht früher reagieren? Wir sind voll mit fremden Stoffen.

„Die Menge macht das Gift"

das bemerkte Paracelsus schon vor vielen Jahren. Wir essen einfach zuviel, zu schnell, zu oft … ! *Alle Entscheidungen treffen wir selbst! Wir haben die Macht über alles und nichts!*
Etwas zum Nachdenken:
Ein Film von Erwin Wagenhofer rüttelt wach, wir waren 2005 im Kino, es waren leider nur 11 Kinobesucher. *„ We feed the World", ist ein Film, der in Europa gefilmt wurde, über Nahrung und Globalisierung, Fischer und Bauern, Fernfahrer und Konzernlenker, Warenströme und Geldflüsse – ein Film über den Mangel im Überfluss. Er gibt in eindrucksvollen Bildern Einblick in die Produktion unserer „Lebensmittel" sowie erste Antworten auf die Frage, was der Hunger auf der Welt mit uns zu tun hat.*

Oder der Film von Nikolaus Geyrhalter: *„Unser täglich Brot"*. In Wien landet so viel Brot im Müll wie ganz Graz täglich braucht. Daran lässt sich erkennen, dass wir unsere Lebensmittel nicht zu schätzen wissen. Beim Supermarkt schmeißen die Leute alles in die Tüte/Einkaufssack und manches wird dann original verpackt, entsorgt und in den Müll geworfen!

> *„Wenn wir unser Essen selbst anbauen würden, würden wir nicht soviel wegschmeißen."*
> *Mark Boyle*

Unsere Wegwerfgesellschaft!

In Österreich werden pro Haushalt und Jahr, Waren im Wert von 300 Euro weggeworfen. Im Jahr wirft jede/r von uns 12 kg Lebensmittel weg, unverpackt oder verpackt. Quelle: BezirksRundschau Wels & Wels Land 1. Juni 2012
Endstation: Rund 96.000 Tonnen Lebensmittel landen jährlich im Müll – oftmals noch original verpackt und unverdorben.
Quelle: Lebensministerium Bezirksrundschau Wels & Wels Land, 8. Juni 2012

Kaufen Sie nur das, was Sie wirklich brauchen. Sinnlose Geldverschwendung wäre es, wenn man Lebensmittel entsorgt. Um Ihnen auf die Sprünge zu helfen, habe ich eine Internetseite für Sie gefunden: www.umweltberatung.at/rezepte

Wir sehen das bei uns am Land, dass vieles im Restmüll landet! Wir leben in so einem Überfluss, dass es vielen gar nicht bewusst ist. Wenn Sie etwas nicht mehr brauchen, verschenken Sie es doch, wenn es noch in Ordnung ist.

Eine Verbraucherstudie vom Handelsblatt.com vom 9.8.2011 besagt: Welche Lebensmittel werden weggeworfen? Obst und Gemüse machen mit 48 % den größten Anteil aus. An zweiter Stelle liegen die Reste von selbst gekochten Mahlzeiten und Fertiggerichten (15 Prozent) und Backwaren (14 Prozent) Fleisch und Fisch sowie Milchprodukte machen jeweils etwa 11 Prozent der weggeworfenen Lebensmittel aus. Durch die Werbung sind wir so sehr fasziniert und beeinflusst, dass wir vieles kaufen aber gar nicht brauchen. Kinder bestimmen oft was gekauft wird, sie wollen nur Packungen wo gewisse Kultfiguren abgebildet sind, manchmal ist nur die Verpackung interessant.

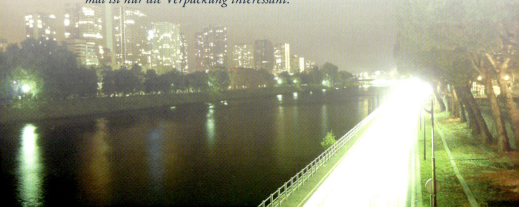

„Ernährung" vernünftig gestalten in jeder Hinsicht für Körper, Geist und Seele:

Schritt für Schritt die Ernährung umstellen. Jeder ist seines Glückes Schmied!

Früher hat es den Spruch gegeben: Was der Bauer nicht kennt, das frisst er nicht. Würde der Städter kennen, was er frisst - er würde umgehend Bauer werden. *Oliver Hassencamp (1921-87), dt. Schriftsteller*

Noch mal das Wichtigste und ein paar Tipps für eine ausgewogene und gesunde Ernährung:
- Lauwarmes Wasser bzw. Tee kann die Schlacken/Säure im Gewebe sehr gut lösen, (gefiltertes Wasser, frei von Stoffen wie Pestizide, Herbizide, Insektizide, Chlor, Medikamentenrückstände uvm., und wenn möglich energetisiert) und unbedingt über den Tag verteilt, Tee/Kräutertee, trinken, keine Früchtetees diese übersäuern schnell.
- Limonaden, saure Säfte, Smoothies mit Zucker, reduzieren oder meiden, dafür frisch gepresste Säfte trinken.
- Lebensmittel aus biologischem Anbau bevorzugen, keine oder nur selten Fertigprodukte.
- Soja-, Schaf- oder Ziegenmilch, statt Kuhmilch, wenn Unverträglichkeiten vorherrschen, was sehr häufig der Fall ist (ev. im Reformhaus nach Reis- und Hafermilch fragen!), vielleicht eine Zeit lang ganz auf tierisches Eiweiß verzichten.
- Hühnereier vom Bauern, man kann statt Hühnereiern auch Wachteleier verwenden.
- Statt Schokolade z.B. Carob, Kakao,...
- Tierisches Fett reduzieren, (besser: ungehärtetes Pflanzenfett), Wenn Fleisch, dann aus artgerechter Haltung. Fette nicht stark erhitzen, sonst entsteht Agrylamid – das ist nicht gesund!
- Fleisch und Wurst reduzieren und lieber mehr Beilagen – Gemüse oder Reis essen...
- Viel frische Waren, Gemüse, für Kinder – Paprika- und Karotten-

streifen mit Aufstrich, Kinder wollen es bunt (jedes Gemüse ist ein Basenlieferant). Der eigene Garten hat wieder seinen Wert. Ge schmackvollere Radieschen, Gurken und Salate kann man ernten, einfach traumhaft, ein Genuss.
- Den Eigengeschmack der Speisen mit Kräuter und Gewürzen unterstreichen, nur Salz ohne Rieselstoffe, Himalayasalz. Scharfes eher meiden!
- Und sehr wichtig: kalt gepresste Öle, das flüssige Gold jeder Küche: Rapsöl, Distelöl, Olivenöl, Walnussöl, Kürbiskernöl, Leinöl, Kokosöl sind sehr wertvoll. Auch ArganPur-Öl, enthält die ungesättigten Fettsäuren die für den Organismus sehr wichtig sind; „Flüssiges Gold. Das pure Öl der Argannuss ist das gesündeste Öl der Welt!" *(Quelle aus der Zeitschrift: Madonna, 2008).*
(Bei versteckten Fetten wie in Chips, Erdnüssen, etc. aufpassen.)
- Eventuell histaminreiche Ernährung meiden bei gewissen Problemen wie Kopfschmerzen oder Hautproblemen. Histaminreiche Nahrungsmittel sind speziell lang gereifte Käsesorten (Emmentaler, Schimmelkäse), Thunfisch, Sardellen, Salami, Rohwürste, Sauerkraut, Tomaten (Ketchup), Schokolade, Nüsse, Spinat, Essig, Erdbeeren, Zitrusfrüchte, Ananas und Kiwi. Bei Erwachsenen ist es oft ratsam zusätzlich Rotwein, Weißwein, Sekt wegzulassen, es enthält sehr viel Salicylsäure (ist in Trauben enthalten).
- Süßigkeiten reduzieren. Die herkömmlichen Süßigkeiten sind immer mit vielen Inhaltsstoffen versetzt, die dem Körper mit der Zeit Probleme bereiten. Außerdem kosten sie eine Unmenge Geld, rechnen Sie was Sie in einem Monat an Süßes ausgeben (Kekse, Waffeln, Schokolade…). Gesünderes und weniger Süßes bevorzugen, dafür mit Genuss verzehren! Trockenfrüchte vorziehen. Natürliche Pastillen – aus Obst, Gemüste und Beeren – ohne Farb- und Zusatzstoffe.
- Backwaren aus Auszugsmehle/Weißmehl und weißen Reis möglichst reduzieren oder vermeiden. Eine gesunde Alternative dazu ist Vollkorn- oder Sauerteigbrot und dessen Gebäck. Beim Getreide ist Vollwertiges bzw. frisch Gemahlenes, nahrhafter und gesünder. Statt weißen Reis, Dinkelreis – schmeckt lecker mit zerhackten

Pistazien, Salz und Kräuter…
- Viel Obst (nicht zu sauer), zum Beispiel Wassermelonen, Gala-Äpfel, Nektarinen; jedoch saure Äpfel, Erdbeeren, Kiwis, Zitrusfrüchte, Ananas, Weintrauben… werden wegen der Fruchtsäure oft nicht gut vertragen, meist liegt es aber auch an den Spritzmitteln oder an der frühreifen Ernte – zu sauer.

Gut gemeinter Rat: Wenn Sie es nicht schaffen 5 Portionen (faustgroß) Obst, Gemüse und Beeren zu essen, (von der WHO für einen gesunden Menschen empfohlen) greifen Sie auf ein natürliches Nahrungsergänzungsmittel zurück. Hier gibt es auch ein bequemes Lieferservice. Wer Nährstoffdefizite hat, soll mehr zuführen, um einmal die Defizite aufzufüllen, jeder soll für sich selbst entscheiden. Unbedingt regelmäßig jeden Tag 5 Portionen, wird von vielen Kampagnen empfohlen. *Bezugsquellen im Anschluss!*

Bevorzugen Sie natürlich angebautes Obst und Gemüse. In vielen Regionen besteht die Möglichkeit, sich das, in einer sogenannten „Biokiste", direkt ins Haus liefern zu lassen. Wenn möglich Bioprodukte kaufen!

Die Asiaten essen 85 % Obst und Pflanzen, mehr als die Hälfte roh und nur 15 % Protein: Fisch und Fleisch. Bei uns in Europa ist es nahezu umgekehrt.

Ankeimen von Samen, Keimen und Sprossen, ist eine sehr effektive Möglichkeit. (Fragen Sie im Naturladen.) In jeder Hinsicht ideale Lebensmittel, von unbeschreiblichem Wert. Sie eignen sich das ganze Jahr über, sind geballt mit Vitaminen, Enzymen, Proteinen und Vitalstoffen. Vor allem sind Sprossen die wichtigsten Enzymträger, Keime und Sprossen entwickeln in dieser kurzen Zeit durch das Ankeimen, ein Vielfaches an Nährstoffen und eine unglaubliche Vitalität.

Keime in Wasser über Nacht einweichen und aufquellen lassen, tagtäglich 1 - 3-mal mit Wasser durchspülen. Je nach Samen, Keimen und Sprossen dauert dieser Vorgang 1 - 3 Tage! Fertig, gut für Salate oder auf Butterbrote mit etwas Schnittlauch genießen.

Kräuter, Samen, Wurzeln, Pilze, Kerne, z.B. Kürbis- und Sonnenblumenkerne sind ebenso sehr **gute Basenquellen**! Weiters Wurzeln, Pilze und Früchte sind auch reich an Kalzium und Eiweiß.
Eine gute Möglichkeit für Reisen oder als Vorrat, hier hat man immer ganz Hochwertiges für den Körper parat. Keimen kann man mit Samen von Bockshornklee, Mungobohnen, Radieschen, Kresse, Linsen, Senf, uvm.
Wir werden immer stärker vom Umfeld z.B. von der Werbung uvm. beeinflusst, Produkte zu konsumieren, die vom ernährungspsychologischen Standpunkt eher den Körper belasten.

Vermeiden Sie so oft es geht:

- Beim Essen zu lesen, Streitgespräche, das schlägt sich am Magen
- Schlechte Gedanken
- Trinken während des Essens
- Gar nicht essen, unregelmäßig essen, zu schnell essen
- Zu viel Lebensmittel auf einmal
- Abends zu spät essen (tierisches Eiweiß – Müdigkeit morgens, schlechter Schlaf)
- Denaturierte Nahrung, Mikrowelle, zu viel Tiefkühlkost
- Weißen Zucker, Süßstoff, wie Aspartam
- Fertigprodukte, Konserven, Lightprodukte…
- Bestrahlte, gespritzte Nahrungsmittel
- Frittierte Nahrungsmittel
- Zuviel tierisches Eiweiß
- Zu häufig Weißmehlprodukte von Auszugsmehle essen (verkleistert und **verklebt**)
- Isolierte Vitamine und isolierte Nahrungsergänzungen

Bevorzugen Sie:
- Beim Aufbewahren von Brot und Gebäck, Brotdosen nur aus Holz/Birkenrinde – Atmung am Besten. Keine Alu-Brotdosen – (Schimmelgefahr!)
- Base: Viel Obst, Bananen, Melone, Gemüse, Beeren, Kräuter, gefiltertes Leitungswasser, Brottrunk
- Gründliche Kauarbeit und gründliches Einspeicheln
- Frisches sonnengereiftes Obst oder Gemüse, Salate und Rohes, wenn möglich immer vor der Hauptmahlzeit
- Gemüse dämpfen und nicht „AUS-KOCHEN"
- Vollrohr-, oder Birkenzucker, Stevia, Sukrin, Ahornsirup, Agavendicksaft
- Trockenfrüchte
- Nüsse (Nussersatz: Bio-Hanf), kaltgepresste Öle, Butter, Samen
- Sprossen/Mungobohnen
- Schlagobers statt Milch (ein guter Tipp nicht nur für Kaffeetrinker!)
- Basenmüsli, Getreidegerichte und Flocken
- Vollkornreis, -nudeln, gedünstetes Getreide, Kartoffeln
- Speisen aus frischen Zutaten mit frischen Kräutern
- Kaltgepresste Speiseöle – ungesättigte Fettsäuren, hochwertige Margarine, Bio ArganPur-Öl oder Kokosöl
- Unbehandeltes Fleisch, Fisch und Eier, frische Käsesorten
- Natürliche Nahrungsergänzungen zur Optimierung. Bei natürlichen Verbindungen kann man sich sicher sein, dass wertvolle Inhaltsstoffe nicht als isolierte Substanzen vorliegen. Natürliche Substanzen sind für die Zelle von großer Bedeutung.

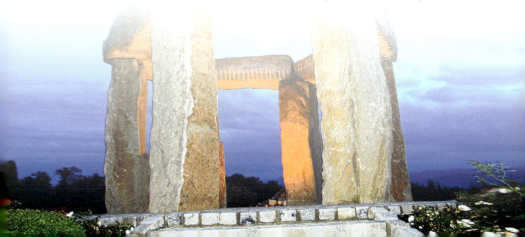

DAS TRIO – DAS UNSEREM KÖRPER DEN BASISCHEN ANTEIL ERSCHRECKEND RAUBT:

Zucker/Weißmehl, gehärtete Fette und Eiweißüberfluss:

Raffinierter Zucker
Wenn Menschen eine große Neigung zu Süßigkeiten haben – dann fehlt „die Süße des Lebens!" Die Geborgenheit fehlt, die Nerven liegen blank. Süßes beruhigt bekanntlich unsere Nerven, doch viele Nährstoffe werden bei der Zufuhr von Süßem dem Körper entzogen, ganz gravierend ist der Vitamin B Entzug!
Gefäße mögen nichts Süßes! Bei 15 Millionen Deutschen fließt zu viel Zucker in den Adern. Nur die Hälfte weiß Bescheid! Focus Gesundheit 2/2012

Im Jahr 1900 haben wir 32 dag Süßes gegessen, jetzt essen wir 44 kg Süßes im Jahr/pro Person. In den letzten 20 – 30 Jahren ist der Zuckerkonsum enorm explodiert. Die Folgen davon sind bei Millionen von Menschen Übergewicht, Heißhunger, Karies, Konzentrationsschwierigkeiten uvm. Ohne Zucker gäbe es auch keine Pilzerkrankungen, wobei kleine Mengen okay sind. Trotzdem sind viele nicht bereit, den Konsum zu reduzieren. Was muss noch alles eintreffen und passieren?
Fabrikzucker erzeugt einen verhängnisvollen Teufelskreis und zerstört die Verträglichkeit anderer Nahrungsmittel! Nur das Weglassen des Fabrikzuckers schafft die Möglichkeit, dass eine heilende Vollwertkost vertragen wird und schwere Schäden ausbleiben! Dr. med. M. O. Bruker

Verwenden Sie als Alternative zu Zucker das natürliche Süßungsmittel Stevia und Sukrin. Für Kuchen würde ich Sukrin einfach mit Stevia mischen, optimal. Fragen Sie im Bioladen, Sukrin ist ein natürliches Süßungsmittel ohne Kalorien. Glykämischer Index gleich null. Beides eine große Hilfe bei Übergewicht und dem lästigen Candida/Pilz – Befall im Darm bei Hautirritationen, Diabetiker usw. Sehr zu empfehlen zur Unterstützung für eine gesunde Lebensweise.

Weißmehl 97 % versäuernd: Alle Zuckerstoffe aus Brot und Getreidespeisen, die in den vorhergehenden Verdauungsvorgängen nicht richtig umgewandelt wurden (unverdaute Stärke und Kleie), gelangen schließlich in den Dickdarm. Hier verbleiben die Speisereste oft 12 Stunden und länger, um eingedickt und nach der restlosen Ausnutzung endlich durch den Mastdarm ausgeschieden zu werden. Findet sich nun noch Stärkehaltiges im Dickdarm, so wird es dort ganz bestimmt in Gärung übergehen und durch diese wiederum zersetzt werden in Kohlensäure und Alkohol. Die entstehende Kohlensäure und der Alkohol wirkt sich als Lähmung der gesamten Dickdarmtätigkeit aus und wird dann zur Ursache der so verbreiteten und immer wieder anzutreffenden Stuhlverstopfung – oder der Darm hält die unverdauliche Stärke aus Getreide zurück, um sie vielleicht doch noch aufschließen und verdauen zu können. *www.josef-stocker.de*

Gehärtete, raffinierte Fette und Öle meiden: Gute Fette verwenden! Guter Sprit/Kraftstoff – bedeutet gute Fahrt, wenn man das mit dem Auto vergleicht; ungesättigte Fettsäuren sind in Fisch enthalten, verschiedene Nüsse zuführen, hochwertiges Öl, gehärtete Fettsäuren im Übermaß haben negative Auswirkungen. (Manche Margarine-, Wurst-, Käsesorten sind nicht zu empfehlen.) Anteile in unserer Ernährung sind lebenswichtig.

Wenn Sie es versäumen, Ihr Gehirn mit der richtigen Menge des richtigen Fettes zu versorgen, kann es durchaus in seiner Effizienz nachlassen und möglicherweise ganz versagen.
Jean Carper

Fleisch, Fisch, Eiweißüberfluss: Kaufen Sie Fleisch von glücklichen Tieren, die Haltung ist ganz wichtig, das Fleisch sollte stressfrei sein.

Eine Konsumerhebung der Statistik Austria ergab, dass durchschnittlich im Jahr 67 kg Fleisch gegessen wird! Ein Eiweißüberfluss herrscht in unseren Breitengraden. Die Wohlstandskrankheit „Gicht" gab es früher nur selten. Früher wurde nur einmal pro Woche Fleisch gegessen, heute wird es jeden Tag verzehrt.

Wir leben in einer Wohlstandsgesellschaft. Wir haben alles und wir gönnen uns alles. Die Harnsäurekristalle lagern sich ab und das macht sich mit der Zeit bemerkbar. Hier kann man eine Dunkelfeldmikroskopie nach Dr. Enderling durchführen lassen. Ich habe selbst bei Dr. Wertmann ein Modul besucht um zu sehen, wie sich manches im Blut bemerkbar macht. Die Blutkörperchen kleben aneinander, wenn zuviel an tierischem Eiweiß gegessen wird. Die Verklebungen werden besser, wenn der Fleischkonsum reduziert wird. Wurstwaren frisch aufschneiden lassen! Wird nach längerem Liegen einfach „xmal" gewendet. Nach Alkoholgenuss wird die Harnsäureproduktion bis auf das 10-fache gesteigert – Rheuma… **Nährstoffe zuführen!**

Zum Hühnerfleisch: Wir hatten vor Jahren ein interessante Besichtigung eines Hühnerstalls erlebt: 20.000 Hühner in einer Halle. Der Platz für eine Henne war nicht größer als die Henne selbst, keinen Auslauf! Fast keine Federn! Der Besitzer erzählte uns: „Jeden Tag sterben einige Hennen." Eingeengt müssen sie über ein Jahr in dem Legekäfig verweilen. Im Käfig leben jeweils 4 Hennen, und die Eier kullern runter, um sie zu entnehmen. Es müssen viele Medikamente gegeben werden, denn bei so vielen Tieren besteht die Gefahr wegen Parasiten, Darmerkrankungen. Vor allem prophylaktisch sind auch Antibiotika und Hormone unbedingt notwendig!

SÄURE MILIEU!

Woher kommen die Säuren im Körper?

Harnsäure	Fleischgenuss und Zellverfall
Milchsäure	körperliche Anstrengung
Gerbsäure	schwarzer Tee und aus Kaffeegenuss
Schwefelsäure	zurückgehaltene „Winde" und aus Schweinefleisch
Acetylsalicylsäure	Schmerzmittel

Phosphorsäure	Softdrinks
Essigsäure	Süßwarenkonsum, Fette, Zucker, Weißmehlprodukte
Ameisensäure	Süßstoff
Oxalsäure	z.B. Rhabarber, Spinat und Kakao
Salpetersäure	gepökeltes Fleisch und aus Käsesorten mit Kal.-Nitrat-Zusatz

Kohlendioxid, Schwefelsäure, Kohlenmonoxid aus Zigarettenrauch

Quelle: Buch: „Gesundheit durch Entschlackung"

FERTIGPRODUKTE!

Naturfremde Ernährung nimmt erschreckend zu!

Essen wir um zu überleben, oder überleben wir um zu essen?
Die Werbung steuert unser Essverhalten. Wir gefährden durch die Umsetzung vieler Fertigprodukte unsere wahre Gesundheit. Fertigprodukte/5 Minuten Gerichte sind sehr beliebt, es muss alles schnell gehen, Zeit für das Wesentliche bleibt kaum.

Folgende Zusatzstoffe führen wir uns zu, ohne zu bemerken, dass es industriell verarbeitete Nahrungsmittel sind: Spritzmittel, Chemie/Gift, Fertigprodukte, Hormone, Kraft-Mastfutter, Antibiotika, Wachstumsförderer, Futteraromen, Unkrautvernichter. Alles ist im Zunehmen! Fertigprodukte über Fertigprodukte. Weiters: Viele Spritzmittel werden für unsere Blumenwiesen verwendet. Wirklich schöne Blumenwiesen sterben aus. Auch Heuballen sind mit Plastik verpackt – das Heu bekommt keine Luft-Dämpfe entstehen? Toxische Stoffe uvm. Vakuumverpacktes und Plastik sind überall wohin man sieht.

Das Essen kommt immer öfter direkt aus der Mikrowelle. Die Nährstoffe ruiniert. Der Geschmack wird getauscht durch Verstärker, um vieles zu überdecken. Gemüse kommt meist aus dem Glashaus oder es wird oft auf Porit angebaut – zu sehen im Film – We feed the world. Kaufen Sie lieber alles Bio oder vom Bauern, der mit natürlichen Mittel arbeitet.

Nahrungsmittel werden pasteurisiert, konserviert, künstlich hergestellte Vitamine werden uns angeboten. Chips, Pommes, Konservenwaren, Limonaden, das alles uvm. nimmt einen immer größeren Stellenwert in unserer Gesellschaft ein. Die Werbung hat eine unglaubliche Wirkung.

Verpackungen werden verändert und verschiedene Packungen werden manipuliert und aufgeblasen, der Konsument getäuscht.

Auch Zuckerl, die beliebte Belohnung für Kinder, Kaugummi, Süßigkeiten sind mit Inhaltsstoffen bearbeitet. Doch die Menge, die wir dem Körper oft Jahrzehnte zuführen, ist einfach zuviel. Nach einer gewissen Zeit kommt unser Inneres, mit der naturfremden und verfälschten Nahrung nicht mehr klar. Was ist aber dann…? Der natürliche Weg ist immer gesünder!

Ein „simples" Beispiel die Verfälschung der Milch: Es ist alles so bearbeitet, wo gibt es heutzutage noch eine Milch, direkt von der Kuh, wo Rahm entsteht. Ich kann mich noch gut erinnern, wie ich am Bauernhof von meinen Großeltern war, konnte ich bei der Milch den Rahm noch abschöpfen. Probieren Sie das heute bei einer behandelten Milch d.h. wenn sie erhitzt ist, sie fault!

Ernährung ist ganzheitliche Medizin! Worte von Dr. Fritz Roithinger, wir werden ihn nie vergessen. Seine Vorträge waren immer ein wahres Erlebnis. Er sagte auch im letzten Vortrag, den ich von ihm hören durfte: *„Wir Menschen bekommen nie genug, wenn wir Magenschmerzen haben, wir essen weiter und weiter, eine Kuh zum Beispiel, die hört* *schon viel früher auf zu „fressen", aber wir Menschen stopfen alles in uns hinein, und wir bekommen den Hals nicht voll."* Das waren genau seine Worte, womit er wahrlich recht hatte, wenn man manche Menschen betrachtet.

Lebensmittelzusatzstoffe/Lightprodukte

Schauen Sie beim Einkauf aufs Etikett: Das Kleingedruckte studieren, doch das geht oft nur mit Brille! Was steht an erster Stelle, was an zweiter? Ist es Zitronensäure (meist künstlich hergestelltes E 330), Zucker, Weißmehl oder sind es Fette?

Folgende Zusatzstoffe entfremden und täuschen unseren Körper: Süßstoffe, Farbstoffe, Verdickungsmittel, Stabilisatoren, Säuerungsmittel, Trennmittel, künstliche Süßstoffe, Schaumverhüter, Schmelzstoffe, Konservierungsstoffe, Emulgatoren, Geliermittel, Geschmacksverstärker, Säureregulatoren, Backtreibmittel, Mehlbehandlungsmittel, modifizierte Stärke, Überzugsmittel, Aromastoffe, usw. Diese können viele Defizite verursachen. Es gibt eine Reihe an Informationen über die Lebensmittelzusatzstoffe, E-Nummern… die Liste ist fast unendlich. Leider kommen in den letzten Jahren immer wieder eine Menge Zusatzstoffe dazu.

Unsere Gesellschaft wird abgestumpft, der Geschmackssinn überdeckt, der eigentliche Geschmack ist uns von einer Menge Nahrungsmittel nicht mehr bekannt. Schnelle Gerichte sind heutzutage normal, frische Ware ein Ausnahmefall. Für seine eigenen Tiere schaut man oft besser auf die Qualität wie bei uns Menschen. Obwohl man bemerken muss, schön langsam aber sicher, geht der Trend wieder zu Selbstgekochtem. Ein Umdenken ist vorhanden!

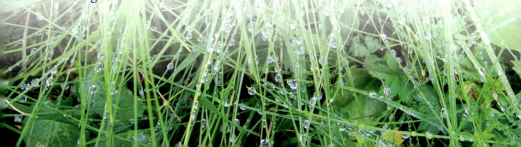

EINIGE INTERESSANTE ENTDECKUNGEN UND RECHERCHEN

Wenn man bedenkt, alleine vom Geschmacksverstärker Glutamat wurde schon am 26.7.2006 im Pressetext Österreich berichtet: *Glutamat als Geschmacksverstärker ist der wichtigste Zusatzstoff in industriellen Nahrungsmitteln wie Gewürzmischungen, Fertigsuppen und -soßen, sowie in anderen Fertiggerichten. In höherer Konzentration soll Glutamat als Nervengift wirken und an der Entstehung von Alzheimer, Parkinson und Multipler Sklerose beteiligt sein. Außerdem vermuten Wissenschaftler, dass ein erhöhter Glutamatkonsum Auslöser von Fettleibigkeit ist.* Informieren Sie sich! *www.pressetext.at – eine interessante Seite*

Make up für unser Essen, deutsche Lebensmittelkonzerne mischen jährlich etwa 300 Tonnen(!) synthetische Farbstoffe in unser Essen. Hier nur einige E-Nummern von der Gruppe Farbstoffe, die man am besten meidet. E102, E104, E110, E120, E122, E123, E124a, E127, E128, E129, E132. Zum Glück werden nicht alle Farbstoffe künstlich hergestellt wie E100, E101, E140, E160c, E160d, E162, E163; Information gibt es in der Verbraucherzentrale Hamburg: „Was bedeuten die E-Nummern?" *Quelle: Grals Welt 51/2009 www.gral.de/naturleben*

„Aspartam-biochemischer Kampfstoff als Süßungsmittel."
Der künstliche Süßstoff Aspartam (E951) ist etwa 200-mal intensiver als Zucker. Dieser teils gentechnisch hergestellte Chemie-Cocktail zerfällt im menschlichen Körper in hochgradige Nervengifte mit Langzeitwirkung. Bis Mitte der 70-er Jahre stand Aspartam auf einer CIA-Liste als potentielles Mittel zur chemischen Kriegsführung. Derzeit befindet sich Aspartam weltweit in ca. 9.000 Produkten, v.a. in Soft- und Light-Getränken, in Kaugummis, Fertigprodukten, Süßspeisen, Diabetiker-Produkten und Pharmazeutika. Nach Zulassung von Aspartam auf dem amerikanischen Markt, stieg die Erkrankung an Hirntumor um 600 %. Neben einer Vielzahl von Hirn- und Nervenschäden führt Aspartam bei 30-Jährigen zu einer epidemieartigen Zunahme von Alzheimer. „Eine

der gefährlichsten Substanzen, die jemals als Nahrungsmittel auf die Menschheit losgelassen worden ist."   *Quelle: www.nirakara.de/Aspartam.htm*

Erhitzt man Aspartam über 28,5 Grad verwandelt sich der Alkohol in Aspartam zu Formaldehyd und Ameisensäure. Dies verursacht eine Übersäuerung vom Stoffwechsel (Azidose). Die Methanolvergiftung imitiert die Symptome von Multi Sklerose; ...

Quelle Gesundheitsforum-Mainz-wiesbaden.de 2.1.2006

Weil mir gesunde Mitmenschen wichtig sind und mir viel daran liegt, dass jedem soviel Defizite wie möglich erspart bleiben, möchte ich auf folgende Bücher hinweisen:

Buchtipp: Dr. Hans Ulrich Grimm: „Die Suppe lügt/Die schöne neue Welt des Essens". Der schärfste Kritiker der Lebensmittelindustrie sagt: *„Lebensmittel mit Aromen zu versetzen ist, als würde man das Auto mit einer Flüssigkeit betanken, die nur nach Benzin riecht. Die Folge wäre aber, dass das Auto nicht mehr läuft. So ist das mit unserem Körper auch. Es ist Betrug, den Körper mit Aromen hinweg zu täuschen. 7.000 künstl. Aromastoffe gaukeln uns eine Feinschmeckerwelt vor. Zu guter Letzt kommt noch der Geschmacksverstärker dazu, der Allergien auslöst, dick macht und wahrscheinlich dement."*

Buchtipp: Dr. Hans Ulrich Grimm/Annette Sabersky: „Die Wahrheit über Käpt'n Iglo und die Fruchtzwerge" – „Was die Industrie unseren Kindern auftischt." Nur ein paar Fakten: Bananen etwa für Babynahrung kommen schon zerkocht und püriert und aseptisch als Mus in großen Tonnen aus Mittelamerika, in Gläschen erhitzt, pasteurisiert, damit jahrelang haltbar, zu uns.

Buchtipp: „Die Ernährungslüge" - Wie uns die Lebensmittelindustrie um den Verstand bringt. Schon eine einzige Mahlzeit kann die Hirntätigkeit beeinflussen. Die industrielle Nahrungsmittelproduktion hat den Lebensmitteln viele Nährstoffe entzogen, die lebenswichtig für die grauen Zellen sind. Stattdessen werden Chemikalien eingebaut, die dem Gehirn schaden. Hirnerkrankungen wie Parkinson und Alzheimer werden mit der Qualität unserer Ernährung in Verbindung gebracht.

Auch Kinder sind betroffen. Viele Kinder wollen und können nicht lernen, sind unaufmerksam oder hyperaktiv – häufig ausgelöst durch Chemikalien im Essen.

Weiters schreibt Dr. Hans Ulrich Grimm: *Zitronensäure E330 ist einer der wichtigsten Zusatzstoffe der Lebensmittelindustrie, mehr als 1,1 Millionen Tonnen werden weltweit jährlich verbraucht. Zitronensäure wird heute nicht aus Zitronen gewonnen. Es kommt in vielen Familien täglich auf den Tisch, vor allem bei Softdrinks, Eistee, bei den ganz Kleinen kommt die zahnzersetzende Dosis in Milchbrei und Früchtetees vor.*

Quelle: Raum&Zeit 129/2004

Bitte diese Bücher als Pflichtlektüren unbedingt besorgen. Da werden einem die Augen geöffnet.
Bücher von Eva Kapfelsperger und Udo Polmer „Iss und stirb", Chemie in unserer Nahrung. Ausschnitt aus diesem Buch, Seite 277: Die Lebensmittelbranche handelt bisher weitgehend nach der Devise: Ein Lebensmittel muss nicht gut sondern handelbar sein. Bitte unbedingt bewusst einkaufen.

Viele Menschen interessiert es nicht was in den flüssigen und festen Nahrungsmitteln drinnen ist, es muss nur gut schmecken. Es ist schon richtig, dass es auch schmecken soll, aber unsere Geschmacksnerven sind irritiert. Das kann man alles viel natürlicher für den Körper bereit stellen. Die stressgeplagte Gesellschaft greift zu Fast Food, Kantinenküche, im Singlehaushalt ist es ebenfalls bequemer, Fertigprodukte zu kaufen. Jeder sagt „Wegen mir alleine fange ich nicht zum Kochen an!" Laden Sie doch ab und zu jemanden ein und wechseln Sie sich ab. So hat man immer etwas Selbstgekochtes.

„Der Mensch ist, was er isst!" Diesen Spruch können manche schon gar nicht mehr hören! Ich weiß: *„Je reiner die Lebensmittel, desto reiner ist unser Geist!"*

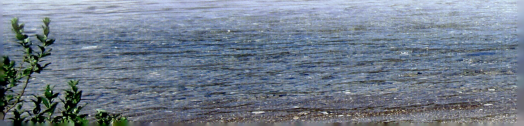

„Unser Milieu" sauer oder basisch?

Wir sind verantwortlich für uns und unsere Welt. Unsere Umwelt, Regen usw. sind sauer, wir auch. Allergien breiten sich aus. Würden wir viel basische Nahrung zuführen, würde das saure Milieu ausbleiben.

Weston A. Price, Ernährungswissenschafter um 1920 sagte schon: *„Körperlicher Verfall liegt an der Bearbeitung der Nahrung und die Veränderung von Ernährungsgewohnheiten führt zu Krankheiten und Erbschäden, falsches Essen zu Genveränderung. Ein gesundes Individuum hat gesunde Nachkommen!"*

Die Nahrungsmittel sind verändert, dadurch häufen sich in den letzten Jahrzehnten die Nahrungsmittel-Unverträglichkeiten oder Allergien. Die Erbschäden und falsches Essverhalten, zuviel unkontrollierte Medikamentenzufuhr der Eltern – Kopfwehtabletten schon bei Schulkindern usw. ist hier ebenfalls ein gravierender Punkt. Unsere Tochter bekam ebenfalls viele Medikamente als sie noch klein war! Wenn ich in dieser Angelegenheit zurückdenke, so musste mein Mann viele Medikamente gegen die Darm- und Rückenschmerzen zuführen. Ich für meine Person klagte viele, viele Jahre an einseitigem (Cluster) Kopfschmerz, Gastritis, Zahnschmerzen, Krämpfe. Der Griff zur Tablette war sehr einfach und normal für uns. Unser Milieu der Säure – Basenhaushalt war in einem schlechten Zustand. Man ist wie betäubt und denkt nicht nach!

Unser Immunsystem war geschwächt, das alles und mehr übertrug sich auf unsere Tochter Bettina. Was die Ernährung betraf, es musste einfach nur schmecken. Bettinas Immunsystem war sehr schwach – bei jeder Kleinigkeit hatte sie Husten, Schnupfen und ihre ungeliebten Hautprobleme waren immer ihr Begleiter.

NAHRUNGSOPTIMIERUNG DURCH ZUFUHR VON MIKRONÄHRSTOFFEN

Nahrungsergänzung ist ein Wort, das bei vielen Menschen nicht beliebt ist. Leider haben einige Menschen den Sinn dahinter noch nicht verstanden: Es heißt Nahrungsoptimierung. Mikronährstoffe ist das Zauberwort. Oft hat man nicht die Möglichkeit sich mit der Nahrung alles Notwendige zuzuführen, darum muss man so die Nahrung ergänzen. Die WHO empfiehlt mindestens 5 Portionen Obst und Gemüse am Tag, was die meisten Menschen einfach nicht schaffen.

Wir waren immer Gegner von einer Nahrungsoptimierung. Denn ich war mir sicher, wir haben alles was wir brauchen und die gesunde Ernährung ist genug. Doch das tägliche Leben ist eine Herausforderung für viele geworden, Arbeit, Familienangehörige pflegen uvm. Freizeit bleibt nur mehr sehr selten oder ist begrenzt, der Ausgleich fehlt. Cirka 10 Jahre gab es für uns keinen Urlaub. Ich glaube, dass es in unserer Welt viele Menschen gibt, die sehr viele Aufgaben zu bewältigen haben. Wir haben viele Jahre so durchlebt. Vor dem Thema Nahrungsoptimierung, standen wir eher ratlos und skeptisch gegenüber. Wenn man sich nicht beschäftigt mit einem Thema, sagt man schnell: „Von dem will ich nichts wissen!" Die Wichtigkeit einer Nahrungsergänzung will man nicht wahr haben. Es kostet alles sein Geld, wenn wir zurück denken wie viel Geld wir schon ausgegeben haben, um unserer Tochter ein beschwerdefreies Leben zu bieten, ist dagegen die Zufuhr von Nahrungsoptimierungen preisgünstig.

Dass die Ernährung in unserem Leben sicher eine gravierende Rolle spielt, war mir klar. Ich absolvierte sogar eine Ausbildung, da ich auch davon überzeugt war, irgendetwas müssen wir verändern in Richtung Ernährung. Doch ich konnte vielen Dingen und Behauptungen keinen Glauben schenken, wir haben auch lange keine Lösung gefunden. Klar, wir waren diesem Thema gegenüber nicht offen. Gesunde Ernährung war und ist sicher für eine Menge Menschen kein Thema. Trotzdem haben genug Menschen kleinere und größere Defizite aufzuweisen. Wenn ich als Beispiel, unseres aufzeigen darf: Bei Bettina traten immer wieder kleine Defizite auf, das verwunderte mich. Ich las dann das Buch: „So schützen Sie Ihre Gesundheit!" von Dr. Müller Wohlfahrt – Teamarzt von Bayern München-Fußballclub. Er schreibt in seinem Werk: *„Dass man unbedingt mit Nahrungsergänzungen Defizite abbauen soll, wenn der Körper jahrelang gravierende Mängel aufweist."* Wir sahen den Sinn bei manchen Methoden nicht. Dieses Thema: Nahrungsergänzungen war für uns nie vorhanden, ich hielt von dem Ganzen nichts. Außerdem muss ich lustigerweise bemerken, dass wir viele Marken kennen, doch diese, die unserer Tochter eine absolute Beschwerdefreiheit brachte, diese Marke kannten wir schon eine halbe Ewigkeit. Nur das Interesse und die Aufgeschlossenheit war nie da. Doch unsere Tochter entschied sich selbst, diesen Weg zu gehen und entschloss sich vor ein paar Jahren für diese natürlichen, vollreif geernteten, pulverisierten Obst-Gemüse-Beeren-Kapseln. Das war für sie die Lösung!

Der Grund dafür war vor circa zwei Jahren: Einige Stresssituationen, wie von zu Hause ausziehen, neue Wohnung, neuen Job – kurze Einarbeitungsphase als Vertriebsassistentin in einem internationalen tätigen Unternehmen, Ängste usw. Der oxidative Stress, war einfach zuviel, eine Menge freie Radikale sorgten für ein schlechtes Hautbild. Bettinas Hautbild war so sehr betroffen und geschwächt, dass sich starke Reaktionen zeigten *(mehr darüber auf Seite 147)*.

Neben einer guten Hautpflege, war ihre Entscheidung mit den Obst-Gemüse-Beeren-Kapseln zu beginnen. Uns war nicht bewusst, dass eine Zufuhr von Antioxidantien, also ein ausreichender Schutz für die Zellen, so tolle Auswirkungen haben kann. Sie nahm anfangs wenige, dann nach ein paar Tagen die dreifache Ration. Seit damals schwört sie auf ihre geliebten Juice PLUS+® Kapseln „Es sind ja nur Obst, Gemüse und Beeren pulverisiert, hat es geheißen." Das war logisch, was kann schon sein, wenn jemand, Obst-Gemüse-Pulver nimmt? Die positive und schnelle Veränderung der Haut war eine Sensation, nur sind Menschen leider oft so skeptisch und zu so einem Schritt nicht immer bereit. Aber immer mehr Menschen gehen diesen Schritt. Wenn Nahrungsergänzungen, dann bitte, natürliche!

Bezugsquelle im Anhang

„Menschen mit hoher Aufnahme von Nährstoffen sind seltener krank und sind im Alter länger fit."   *Dr. Budweg*
In den USA kann man Mikronährstoffe in jedem Supermarkt kaufen. In Europa wird bis dato sehr verhalten auf diese Produkte zurück gegriffen. Studien haben nachgewiesen, dass durch natürliche Nahrungsergänzungen der Nährstoffspiegel im Körper steigt. Die überschüssigen Substanzen werden vom Körper wieder ausgeschieden.   *Quelle: Bio 97/6*

Seitdem sind ca. zwei Jahre vergangen und Bettinas Haut geht es bestens. Jetzt nimmt sie die doppelte Menge und auch ich zur Vorsorge wegen meinen Wadenkrämpfen, Müdigkeit und Krebs. Ich kenne solche Beschwerden jetzt gar nicht mehr. Mein Mann nimmt die Kapseln, denn er hatte immer hohen Blutdruck, Rücken- und Kopfschmerzen. Auch das ist verschwunden. Für uns war es wichtig die Menschen dahinter zu kennen, die Philosophie der Firma. Die vielen wissenschaftlichen Studien haben uns vollkommen überzeugt. Der Film von Welt der Wunder *„Die Ernährungslügen – Denn Sie wissen nicht, was Sie essen". Mit Hendrik Hey RTL II- 13 Mai 2007,* wo der Unterschied aufgezeigt wird zwischen synthetischen und natürlichen Nahrungsergänzungsmitteln. Einige Vorträge von Ärzten und unsere eigenen Erfahrungen konnten unsere langjährige Skepsis ausräumen. Unsere Begeisterung kennt seither keine Grenzen. Bettina und wir als Eltern sind überglücklich.

Nur schade, dass Menschen oft den Unterschied zwischen synthetisch und natürlich nicht erkennen. Billige Synthetische gibt es in vielen Supermärkten. Oft gibt es im guten Fachhandel Präparate, wo der Laie nicht erkennt, dass diese ebenso synthetisch/isoliert sind. Fragen Sie einfach nach den Studien. Auf keinem Fall isolierte Vitamine, Natürlichen vorziehen.

„Es liegt auf der Hand, dass nur eine ausreichende Menge von Radikalfängern die destruktiven Prozesse von freien Radikalen bereits im Keim ersticken kann. Ein Mangel an Nährstoffen hat zur Folge, dass schädliche Kettenreaktionen zu lange andauern können, ehe sie auf Radikalfänger stoßen. Je später die Kette aber unterbrochen wird, desto größer sind die bis dahin angerichteten Schäden. Und diese sind Ursache für Alterungsprozesse und Krankheiten aller Art."

Buch: „120 Jahre jung" Lebensbaum Verlag

Unser aller Erfahrung hat gezeigt, zusätzlich in Stresszeiten mehr Mikronährstoffe zuzuführen. Dadurch meistern wir alles perfekt und ohne Einbrüche. Unsere Tochter hat uns ihre Version zuerst vorgelebt, es war fast wie ein Wunder. Heute wissen wir, dass es nicht nur bei ihr funktioniert, sondern auch der Rest der Familie möchte die zusätzliche Einnahme nicht mehr missen. Wir konnten nicht nur bei uns selbst Erfolge erzielen, auch bei vielen anderen Menschen gibt es sehr positive Rückmeldungen. Nur wenn jemand konsequent und über einen längeren Zeitraum dieses Produkt für sich nutzt, kann man tolle Erfolge erzielen. Die Ausdauer macht sich bezahlt.

Wenn wir bedenken, die normale Ration für diese natürlichen Obst-Gemüse-Beeren-Kapseln sind ca. 2,50 Euro am Tag (das entspricht je 1 kg Obst, Gemüse und Beeren). Das ist für Bettina zum Vergleich der Kosten, die wir früher hatten, nichts. Hohe Parkgebühren sind oft kein Thema, oder 4 - 5 Euro für ein Packerl Zigaretten. Die täglichen Mikronährstoffe sind sicher für jeden leistbar, wenn man den „wahren Sinn" darin und dahinter sieht.

Unausgewogene Ernährung, abnehmende Qualität (Fast Food), Stress… führt zu einem erhöhten Bedarf an Mikronährstoffen. Ich war wie vorher schon erwähnt selbst nie überzeugt von Nahrungsergänzungen. Ich habe immer geglaubt es gibt nur welche synthetischer Herkunft, doch wir haben die Marke für Prävention gefunden.

Dr. H. W. Müller-Wohlfahrt, der bekannte Sportmediziner sagt: "Warum Nahrungsergänzungen so wichtig sind? Die Ernährungsgewohnheiten haben sich geändert. Viele pflegen ihre Vorliebe für Fertiggerichte aus dem Supermarkt oder essen Fastfood. Die Folge: Ganze Bevölkerungsgruppen ernähren sich falsch. Wir werden immer älter. Wunderbar. Aber das erfordert neben einem Umdenken in gesellschaftspolitischer Hinsicht auch eine verstärkte Anstrengung zur Erhaltung der Gesundheit. Gerade die Verhütung von Diabetes oder Altersherz, das Hinauszögern der Ersterkrankung ist eine Domäne der Nahrungsergänzung. Denn hier greifen Prävention und Therapie nahtlos ineinander."

Quelle: Buch: "So schützen Sie Ihre Gesundheit."

Der Arzt kuriert – die Natur heilt *Hippokrates*

Würde man bei einem Steinbogen einen Stein herausnehmen, fällt er in sich zusammen, so kann man die Wichtigkeit der Mikronährstoffe, für unseren Körper und deren Funktionen besser erkennen.

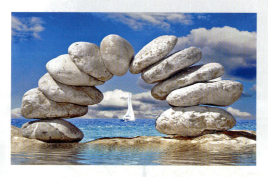

Mikronährstoffe setzen sich aus Vitaminen, Enzymen, Mineralstoffen, Spurenelementen, sekundären Pflanzenstoffen zusammen, wobei der Teil der sekundären Pflanzenstoffe eine wichtige Komponente ausmacht. Das geniale „Rostschutzmittel" für den Körper, Antioxidantien gegen freie Radikale. Wir unterschätzen die Notwendigkeit der Zufuhr von reifen Obst und Gemüse. Es wird oft zu Hause oder im Handel falsch gelagert. Durch den Transport, Sonne, Sauerstoff, Waschen, Schälen und durch das Kochen verflüchtigen sich viele Nährstoffe von der Ernte bis zum fertigen Essen. Besonders Südfrüchte verlieren durch zu frühes Ernten 2/3 bis gänzlich alle Nährstoffe, wenn sie nicht reif geerntet werden, entstehen zusätzlich Säuren. Salate und Gemüse enthalten nach ca. 2 Tagen nur mehr die Hälfte ihres Vitamins und Mineralstoffgehalts. Frisch ernten! Nährstoffe sind licht- und hitzeempfindlich und wasserlöslich. Darum nicht zuviel mit Wasser kochen – nicht „auswaschen", es gehen sowieso bis zu 40 % Nährstoffe verloren. Ganz wichtig, nicht dem Sonnenlicht aussetzen (Obstschüssel nicht am Fenster stehen lassen). Obst und Gemüse immer frisch kaufen oder als Alternative, wenn man die tägliche Aufnahme nicht schafft, greifen Sie zu Nahrungsergänzungen natürlichen Ursprungs. Die Wirkung ist phänomenal.

Kurz eine interessante Erfahrung einer Bekannten aus Kremsmünster in OÖ:
Vor ca. 10 Jahren habe ich zum ersten Mal die natürlichen Mikronährstoffe aus Obst, Gemüse und Beeren kennen gelernt. Bei einem „Ernährungsvortrag" mit dem sehr renommierten Osteopathen Hans Meirhofer hatte ich damals, mit 21 Jahren, die Sinnhaftigkeit von Mikronährstoffen schon verstanden. Aber, ich war der Meinung, dass ich mich gesund ernähre und ich so etwas nicht brauche. Nur, dass ich jeden Husten und Schnupfen auf 10 Meter Entfernung aufgeschnappt habe, 4x im Jahr Angina hatte, etc. war für mich völlig normal. Ich war gesund! Bis zu dem Zeitpunkt – es war ca. 1 Jahr später, meine Routineuntersuchung beim Frauenarzt. Mein Arzt sagte zu mir: „Mädchen, es schaut nicht gut aus, du hast Krebszellen im Unterleib…Wir müssen operieren." Schock! Also in der Blüte meines Lebens, mit 22 Jahren bekam ich so eine Diagnose! Für mich war das ein Schlag mitten ins Gesicht – mit so etwas hatte ich mich noch nie auseinandergesetzt. Das Thema Krebs war für mich weit, weit weg. Solche Dinge bekommt man doch erst wenn man älter ist! Falsch gedacht! Ich bin dann auch gleich ein paar Tage später operiert worden und habe mich dann mit dem Thema auseinandergesetzt. Warum bekommt jemand Krebs? Was kann man dagegen tun? Ich habe dann ein wenig im Internet recherchiert und ein paar Bücher gelesen.

Tja und unter anderem hat sich dann auch das Thema Ernährung herauskristallisiert. Das Wort „Prävention" hatte ich bis dato noch nicht einmal gehört.

Ich bin dann wirklich mal mein Essverhalten durchgegangen und habe festgestellt, dass ich nicht wirklich die notwendigen Portionen Obst und Gemüse pro Tage zusammen bringe, so wie es die WHO eigentlich 5-mal am Tag, als „Prävention" empfiehlt.

Ich habe mich dazu entschlossen, diese Juice PLUS+® Kapseln zu kaufen. Ich kam nach Hause und wie das sicher so manche Frau nachvollziehen kann – sagt der Mann gleich mal vorweg: „Was hast du denn da schon wieder für einen Blödsinn gekauft!" Da kann man sich den Mund fusselig reden wie man möchte. Da helfen auch keine Gold Standard Studien mehr – alles egal! Der Mann, ist mal prinzipiell dagegen! Egal – ich habe trotzdem angefangen meinen Körper mit diesen Obst-Gemüse-Berren-Kapseln zu beglücken!

Tja, und jetzt kommt`s – so ein paar Monate später – denke ich mir, irgendwie werden die Kapseln immer so schnell leer – komisch! Hat doch glatt mein lieber Göttergatte begonnen, die Kapseln heimlich zu nehmen!

Reumütig aufgedeckt hat er mit einem kleinlauten Geständnis zugegeben, dass sich seine Schuppenflechte verbessert hat, die er seit seinem 2. Lebensjahr an Armen und Beinen hatte. Heute hat er mit Hilfe von diesen Kapseln seine Schuppenflechte komplett beseitigt.

Auch ich erfreue mich heute bester Gesundheit und bin jeden Tag aufs Neue dafür dankbar, dass meine ganze Familie täglich mit ausreichendem Obst, Gemüse und Beeren versorgt wird!

„Vitamine und Spurenelemente braucht man gegen Säuren, um sie vollständig umzuwandeln werden Vitamine, Spurenelemente, Enzyme und Sauerstoff benötigt."
Quelle: ZeitSchrift 14/97

„Optimale Ernährung kann uns Elan und Energie liefern, unser körperliches und geistiges Wohlbefinden steigern und ganz allgemein helfen, ein langes, gesundes Leben und produktives Leben zu führen." *Burgerstein*

Dr. Williams Sears: *„Wir haben keinen Mangel an Vitaminen, wir haben einen Mangel an Obst und Gemüse!"*

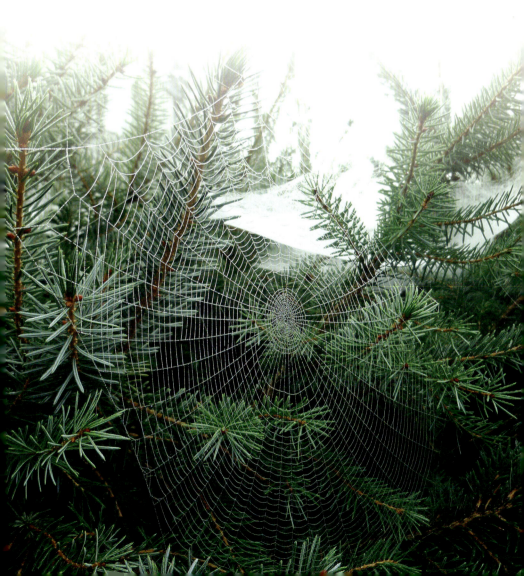

Michael Schiefer, diplomierter Body- und Vitaltrainer, er arbeitet schwerpunktmäßig im Bereich der gesundheitlichen Prävention und betreut hierbei Ärzte, Wissenschaftler und Ernährungsberater:

UNSERE ERNÄHRUNG DECKT NICHT DEN TÄGLICHEN BEDARF...

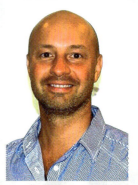

...an Mikronährstoffen, wir essen zu fettreich und zu süß – wir leiden an einem Mikronährstoffmangel. Die Weltgesundheitsorganisation (WHO) spricht in ihrem Weltgesundheitsreport von einer „weltweiten Tragödie des Leidens". Für die meisten Staaten rechnet die WHO mit einer Verdoppelung der Krebserkrankungen innerhalb der nächsten 25 Jahre! Auch in den Ländern der „Dritten Welt" nehmen chronische Krankheiten dramatisch zu. Vor allem auf Grund der Übernahme ungesunder westlicher Lebensweisen wie unausgewogene, vitalstoffarme Ernährung mit dem Trend zu Fertiggerichten, Fastfood, Junkfood, mangelnde Bewegung, starker Tabak- und Alkoholkonsum.

Wir müssen beginnen Selbstverantwortung für unser eigenes Wohlbefinden zu übernehmen. Mehr als 50 Prozent der zum Tode führenden Erkrankungen sind auf den Faktor „Ernährung" zurückzuführen. Die meisten essen zu viel und das Falsche. Wir „verhungern vor der vollen Schüssel" weil der Überkonsum an leeren Kalorien einem Mangel an Vitalstoffen wie Vitamine, Enzyme und sekundären Pflanzenstoffen gegenübersteht.

Durch die säureüberschüssige Ernährung, verschärft durch den Säurebildner Stress bei mangelnden Ruhepausen, wird unser Körper sauer. Übersäuerung ist die Hauptursache aller chronischen Krankheiten. Wenn wir körperlich sauer sind, sind wir auch auf der seelischen

Ebene leicht gereizt oder depressiv. In diesem Zustand greifen wir leicht zu Süßem oder Alkohol, was diesen Zustand noch verschlimmert. Viele Menschen befinden sich in einem Teufelskreis von Krankheit und Stress. Stress schwächt unser Immunsystem und macht uns sauer und Krankheiten machen uns stressanfälliger.

Was macht Obst und Gemüse zu „Bodyguards" für die Gesundheit?

Hier spielen mehrere positive Faktoren zusammen: Neben dem geringem Fett- und Kaloriengehalt, Vitaminen und Mineralstoffen vor allem die „sekundären Pflanzenstoffe". Diese schützen Pflanzen vor Schädlingen und Krankheiten. Sie können auch das Immunsystem des Menschen positiv beeinflussen und Schutz vor Krankheiten bewirken.

Die „5 am Tag Kampagne" – hinter dieser Gesundheitskampagne stehen Ernährungswissenschaftler, Mediziner, Gesundheitsorganisationen und Ministerien, außerdem Wirtschaftsunternehmen aus den Bereichen Erzeugung, Verarbeitung und Handel. Alle tragen gemeinsam die Gesundheitskampagne 5 am Tag, die Lust auf gesunde Ernährung mit Obst und Gemüse macht.

Bei einem Symposium „5a Day" sagte bei der Eröffnungsrede (Auszug) die parlamentarische Staatssekretärin für Gesundheit und soziale Sicherung: Marion Caspers Merk am 14.1.03 in Berlin: „Wir essen und trinken nicht nur zum Vergnügen. Wir essen und trinken, um den Körper mit Energie zu versorgen, die er zur Aufrechterhaltung seiner Körperfunktionen benötigt. Aber die Realität sieht immer noch anders aus: Nicht nur in Deutschland wird zu viel, zu fett, zu süß und zu salzig gegessen."

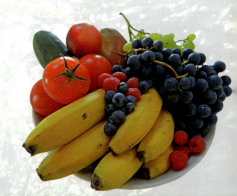

Dabei ist eine gesunde und ausgewogene Ernährung die beste Prävention. Viele ganzheitlich denkende Ärzte, Therapeuten und Ernährungsspezialisten sind sich einig. Zahlreiche Studien bestätigen von Obst und Gemüse die gesundheitsfördernde Wirkung. Die bioaktiven Substanzen sind die eigentlichen Stars unter den Inhaltsstoffen, denn sie können vielen Zivilisationskrankheiten wie Krebs, Herz-Kreislauf-Beschwerden und Bluthochdruck vorbeugen, die Körperzellen vor freien Radikalen schützen oder ganz einfach das Immunsystem stärken.

Obst, Gemüse und Beeren beinhalten eine Vielzahl von Anitoxidantien. Sie sind Oxidationshemmer, sie sind als Radikalfänger unglaublich wichtig. Freie Radikale können uns krank machen: Zigaretten, Elektrosmog, Radioaktivität, Abgase, zuviel Medikamente, verbrannte Fette…

Freie Radikale nehmen zu: Freie Radikale entstehen laufend in unserem Stoffwechsel. Damit werden unsere Abwehrkräfte in der Regel spielend fertig. Entscheidend sind die zunehmend durch äußere Einflüsse, entstehenden freien Radikale: Durch Umweltchemikalien, Abgase, Elektrosmog, Zigarettenrauch, radioaktive Strahlung, durch das Ozonloch aggressiver werdende Sonneneinstrahlung und Medikamente. Diese lassen immer mehr dieser gefährlichen Stoffe entstehen.

Quelle: BS-Sicherheitsmagazin Nov. 94

Zwar verfügt der Körper über Mechanismen, um diese aggressiven Verbindungen abzufangen oder entstandenen Schäden zu reparieren, aber mit der Zeit werden diese Abwehrkräfte schwächer und die Zahl der Schadstellen nimmt zu. Mitochondrien – die Kraftwerke der Zelle, sind schon deshalb so gefährdet, weil sie zwar über eigenes Erbgut, aber nicht über die dazugehörigen Reparatursysteme verfügen, weshalb sie im Laufe des Lebens zunehmend zugrunde gehen. Zivilisationserkrankungen können entstehen wie Alzheimer, Arthrose usw. wenn beim Nahrungsmittelabbau freie Radikale übrig bleiben und nicht ordentlich abgebaut werden. Hier kann eine

Mikronährstoffzufuhr vorbeugen. Darum ist die Zufuhr von Antioxidantien, Enzymen, sekundären Pflanzenstoffen so wichtig.

Sekundäre Pflanzenstoffe haben im menschlichen Organismus nachweislich eine Vielzahl positiver Wirkungen:
- Senkung der Krebsrisiken
- Schutz vor Pilz-Bakterien – Vireninfektion
- Schutz vor freien Radikalen und oxidativen Schäden
- Stärkung des Immunsystems

Die tägliche Versorgung mit Mikronährstoffen ist wichtig für unser Aussehen, Gesundheit, Lebensfreude, Haut, Knochen, Knorpel, Nägel, Blutgefäße, Sehnen und Haare; Das Gewebe der Zellen wird so gut versorgt.

Eine Durchblutung muss gut funktionieren, man könnte das vergleichen, mit einem Stein im Schuh, wenn man diesen ignoriert – entsteht eine Blase. Wenn sich Plaques im Gefäßsystem bilden, ist es irgendwann verstopft. Vergleich – ein abgeknickter Schlauch – hier fließt das Wasser auch nicht mehr durch.

Worte aus einem Vortrag von Hans Meirhofer

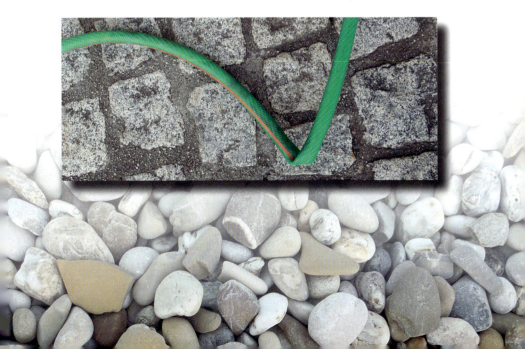

Warum also Nahrungsergänzung?

Die heutige Ernährung eines durchschnittlichen Menschen ist weit vom Optimum entfernt. Grund dafür: Fast Food, Fertigprodukte, Verunreinigungen durch Hormone, Spritzmittel, Pestizide, Umweltgifte, Zigarettenkonsum, Alkohol, Stress. Die meisten Menschen essen 2 - 3-mal am Tag frisches Obst, Gemüse bzw. Salate. Experten empfehlen daher die fehlenden restlichen Portionen mit einer sinnvollen Nahrungsergänzung abzudecken.

Mehrere Voraussetzungen sind wichtig: Wissenschaftliche Untersuchungen, Bioverfügbarkeit, Ernte bei Vollreife, kurze Transportwege, rasche und schonende Verarbeitung.

Was darf es nicht enthalten:
- Keine synthetischen Vitamine
- Nichts Künstliches
- Kein Zucker
- Keine Spritzmittel
- Keine Haltbarkeitsstoffe
- Keine Chemikalien
- Keine Genmanipulation

Synthetische Vitamine werden vom Körper nur zu einem kleinen Teil aufgenommen, vieles was der Körper nicht brauchen kann, wird eingelagert: Fettdepots, Säure, Schlacken usw.

Von den unzähligen Produkten, die es am Weltmarkt gibt, ca. 3.000 Produkte im Nahrungsergänzungsbereich, erfüllt am besten alle beschriebenen Kriterien das im Anhang empfohlene, das meistverkaufte Nahrungsergänzungsmittel weltweit. Ärzteschaft und Wissenschaft sind sich einig, dass dieses natürliche Produkt einen gravierenden Beitrag zur gesundheitlichen Prävention liefern kann. Die weltweiten Forschungsstätten belegen die Bioverfügbarkeit, gesteigerte Abwehrkraft, verbesserte Durchblutung, Zellschutz ist gegeben, wirkt gegen oxidativen Stress, bestmögliche Versorgung in der Schwangerschaft für Mutter und Kind, Haut und Zahngesundheit. Bioverfügbarkeit heißt, dass zugeführte Stoffe verwertet werden, in der Zelle ankommen, in das Gewebe eingebaut werden und im Körper nachgewiesen werden können.

Für Kinder von 4 - 18 Jahren wurde eine Beobachtungsstudie gegründet, die sensationell ist. *(Kontaktdaten am Ende des Buches.)* Es verbessert sich die Ernährungsweise, weniger Fehltage in der Schule, Kinder essen bewusster und noch mehr Gesundes (der Körper wird methabolisch programmiert) neben Obst und Gemüse, essen weniger Fast Food, weniger gesüßte Säfte werden getrunken, die Schulleistungen verbessern sich, die körperliche Aktivität wird gesteigert, weniger Arztbesuche, gesteigertes Gesundheitsbewusstsein. Ein großartiger Erfolg: Fazit – Verbesserung im Bereich Ernährung, allgemeine Gesundheit, Schulleistung! Die Kinder bekommen das Produkt gratis, wenn Elternteile die Mikronährstoffe für sich nutzen. Schon heute greift ein Drittel der Bevölkerung zu diversen Ergänzungen.

Nur Obst und Gemüse, das bei Vollreife geerntet wird. Es werden erst in der letzten Phase 80 % der wichtigen Nährstoffe entwickelt. Viel Obst und Gemüse aus dem Supermarkt wird frühreif geerntet, das hat eine mangelnde Qualität, wirkt sauer und nicht basisch auf den Körper.

Mikronährstoffe (Vitamine, Mineralstoffe, Spurenelemente, Enzyme, sekundäre Pflanzenstoffe) wirken nicht von heute auf morgen, sondern durch Einnahme, durch Ernährung oder Nahrungsergänzungsmittel über einen langen Zeitraum. Der Körper ist jeden Tag vielen Situationen ausgeliefert, um diese zu meistern ist diese Methode eine gute Alternative. *Auszüge aus der Diplomarbeit von Michael Schiefer*

Dr. P. Prock: *„Angesichts der Ernährungssituation mit einer zunehmenden Verarmung an Mikronährstoffen, werden gerade im medizinischen und präventiven Bereich Nahrungsergänzungspräparate eine zunehmende Rolle spielen müssen."* *Quelle: Life Institut für Gesundheitsentwicklung 1999*

Ernährungswissenschaftler setzen auf nährstoffreiche, pflanzliche Kost: Dr. Neal Barnard, Gründer des Physicians Committee for Responsible Medicine, äußert sich besorgt:

„*Viele Menschen haben noch immer keine Vorstellung, welchen Einfluss die Lebensmittelwahl auf ihre Gesundheit hat. Gesündere Entscheidungen würden nicht nur das eskalierende Übergewicht in den Industrienationen aufhalten, sondern auch Herzerkrankungen heilen, Krebs vorbeugen und andere gesundheitliche Risiken senken.*"

Quelle: VITA Einfach leben Ausgabe 10/2012

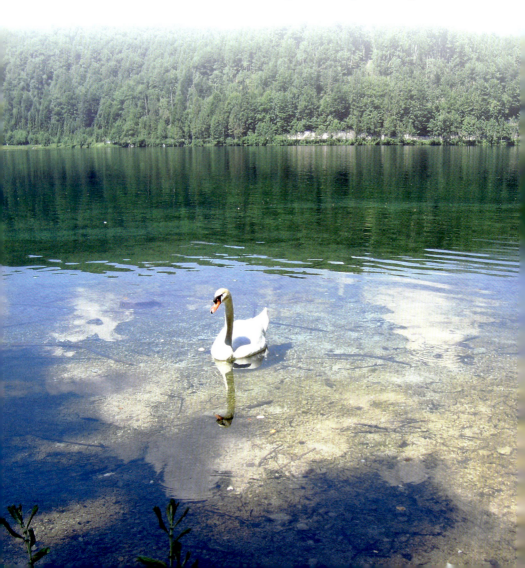

LEBENSSTILÄNDERUNG

Erreichen Sie Ihr Wohlfühlgewicht!
Wir haben über das Thema: Ernährung – noch nie soviel gewusst wie JETZT! Der Informationsfluss ist enorm! Und trotzdem haben wir einen Mangel im Überfluss und einen „Überfluss" im Inneren! Wir brauchen nicht zu warten bis uns alles zu eng wird, Gelenke und Organe beeinträchtigt sind. Alles mit Verstand und mit einem gewissen Maß und Ziel, dann wird es nie zuviel!

Alle wollen doch „Wahre Xundheit", das ist das, was wirklich zählt. Ich weiß, manches Übergewicht wird „zum Schutz" aufgebaut – der berühmte „Kummerspeck", es gibt wirklich sehr viele, die sich wohl fühlen, trotz Übergewicht, das ist schon in Ordnung, doch die Organe rebellieren manchmal. Wir müssen also aktiv werden. Es soll auch nicht zur Gewohnheit werden, dass einer in der Familie die Reste zusammen essen soll. Das war immer ich!

Das Gewebe quillt über. Der Hosenbund wird zu eng, zeitweise ist man grantig auf sich selbst, weil alles zugeschnürt ist. Wir können nicht mehr richtig durchatmen, das Bücken wird zur Qual. (Wenn man keine neuen Kleider kauft, wird alles immer enger und enger.)

Man weiß, dass man das Problem lösen kann. Diese Zustände sind oft nicht mehr zum Aushalten. Die Organe werden „erdrückt". Es passt nichts mehr von der alte Garderobe, eine Katastrophe, zum Glück geht es auch anders. Ich selbst bin in den letzten Monaten um 11 Kilo leichter geworden. Eine Wohltat. Eine gesunde Lebensweise führt zu einem gesünderen Lebensstil.

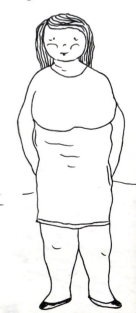

Was sich mit der Zeit in unserem Körper so anhäuft!

Saure Leute haben nichts zu lachen!
Wenn unser Körper täglich nur 1 Gramm unausscheidbare Schlackenstoffe zurückhält und im Gewebe ablagert, dann sammeln sich nach dreißig Jahren bereits 11 Kilogramm Schlacken-, Schad- und Giftstoffe an, die ähnlich wie unkontrollierte Müllablagerungen entsprechende Umweltschäden oder Gesundheitsprobleme in unserem Körpersystem verursachen.   *ZeitenSchrift 14/97*

Alleine das Übergewicht wird den Ländern noch viel, viel Geld kosten. Jeder ist aufgefordert sich bewusst zu ernähren. Die Ausgaben explodieren weltweit im Gesundheitsbereich. Die Zeitungen sind voll von solchen Berichten: „Übergewicht, das Übel des 20. Jahrhunderts", „Unsere Kinder werden immer dicker." Alleine in Europa wird zur Zeit schon eine unglaubliche Summe für Reparaturmedizin, Medikamente und Administration verwendet. Wenn alle Maßnahmen fehlschlagen und ausgeschöpft sind, gibt es nur mehr diesen Ausweg.

Die Reparaturmedizin ist einfach Spitze! Sind wir doch einmal ehrlich: „Hat es Sinn es soweit kommen zu lassen? Einfach ein Hüft- oder Kniegelenk zu tauschen? Wir Menschen haben ja kein Ersatzteillager wie beim Auto, wo man Reifen oder Öl wechseln kann, es geht nicht so einfach. Vergessen Sie nie, der Körper speichert alles. Unser Körper ist ein Wunder der Natur!"

Seien wir uns dessen bewusst, unser Körper, unsere Nerven, unsere Haut, unsere lebenslangen Prägungen, unsere Eindrücke, alle Eingriffe, nichts gerät in Vergessenheit. „Verlieren Sie nicht Ihre Hüfte sondern verabschieden Sie sich vom Gewicht."

Eine Menge Menschen haben mit dem „Kummerspeck" zu kämpfen. Würden wir zur rechten Zeit daran denken, uns gesund zu ernähren, wären diese Maßnahmen überflüssig. Der Körper hält bis zu einem gewissen Grad eine Menge aus. Bei Übergewicht sind Organe nicht erfreut, aber leider können unsere Organe mit uns nicht kommunizieren. Wir würden schon eher etwas unternehmen. Doch wie gesagt, man kann sich alles leicht machen, neue Hüfte usw. Aber alles hinterlässt Spuren.

Wenn man bedenkt, dass alles unseren Körper beeinflusst – jeder Schnitt, jede Narbe – unterbricht unseren Energiefluss. Das Meridiansystem kann nicht mehr richtig arbeiten. Aber wenn der Wille abzunehmen nicht vorhanden ist, sind solche Entscheidungen wie ein anderes Kniegelenk, ganz wichtig und es kann sehr erleichternd sein, was die Schmerzen betrifft. Ein Glück, dass es die Schulmedizin gibt, sie leistet tolle Arbeit.

Übergewicht geht immer einher mit Bewegungsmangel und fehlenden positiven Einstellungen. Fertigprodukte sind eindeutig große Dickmacher und süße Getränke, das kann auf die Dauer ebenfalls negative Auswirkungen haben. Modegetränke: Smoothies sind nicht geeignet als Durstlöscher/enthält reichlich Fruchtzucker, Smoothies sind eher Süßigkeiten, durch lichtdurchlässige Verpackungen verlieren sie ihren Wert, sie sind industriell verarbeitet, Smoothies können nur aus Früchten/Fruchtzucker oder auch aus Zusatzstoffen und Zucker bestehen.

Quelle: Sven-David Müller, Ernährungsexperte und Diätassistent

Antje Gahl von der DGE sagt: *Eine 250 ml Flasche „True Fruits Smoothie Jellow" hat etwa 150 Kilokalorien. Übrigens fast die Hälfte mehr als dieselbe Menge Cola.* *Quelle: www.stern.de*

Je mehr *Zucker/Süßes* konsumiert wird desto mehr regt man den Appetit an. Fett ist auch ein großes Hauptübel für Übergewicht. Beim Fernsehen werden Chips, Knabbereien, Nüsse usw. vertilgt, Knabbereien (ganz „in" im Kino) werden immer stark gesalzen, damit der Durst nicht lange auf sich warten lässt.

Und neben alldem oben Angeführten, wird in unseren Breitengraden, zuviel tierisches Eiweiß konsumiert, oft einen ganzen Tag lang, der Körper ist überfordert! Morgens: Milch – Wurst – Käse; Jausenzeit: Wurstsemmel; Mittag: Fleisch; nachmittags: Joghurt, Wurst, Braten, usw.; abends: wieder Fleisch. Bei einer Menge Familien ist das der Fall! Passen Sie selber mal auf den Speiseplan auf! Schreiben Sie ein 7-Tages-Ernährungsprotokoll, alles was Sie essen und trinken. Sie werden selbst erstaunt sein. Aber wahrscheinlich braucht das keiner von meinen Lesern, denn Sie sind schon auf der Spur nach wahrer Lebensfreude und führen schon ein optimales Leben. Doch Kleinigkeiten kann man immer wieder verbessern. Wir haben damals als unsere Tochter klein war alles mitgeschrieben wegen ihrer Allergien. So konnten wir heraus finden, welche Nahrungsmittel wir unbedingt meiden sollten. Das Gleiche kann man aufs Übergewicht projizieren. Die Mühe muss man sich einfach machen.

Schwerstarbeit Verdauung: Ein Bericht von Gerhard Klinger, freier Journalist in Kärnten:

Tierisches Eiweiß stand bei unseren Vorfahren ganz, ganz selten auf dem Speiseplan. Unser gesamter Körper ist darauf ausgerichtet, dass wir uns hauptsächlich von Pflanzen ernähren, von Obst, Gemüse, Nüssen und Pilzen. Noch stellt die Verdauung von tierischem Eiweiß den menschlichen Magen und Darm vor oft unlösbare Probleme, schließlich war er Jahrtausende auf Pflanzennahrung ausgerichtet.

Dass bei der Verdauung von Fleisch und Fett sehr viele, für einen Pflanzenfresser wie den Menschen giftige Abfallprodukte anfallen, liegt in der Natur der Sache. Doch anstatt unsere Körper bei dieser Schwerstarbeit, dem Verdauen der ungewohnten Nahrung und dem Abführen, der dabei entstandenen Giftstoffe zu unterstützen, sorgen wir durch Bewegungsarmut dafür, dass Lunge, Niere, Haut und Leber im Laufe der Jahre überfordert werden, diesen Müll zu beseitigen.
Ur-Instinkte entscheidend

Dasselbe passiert heute noch immer, wenn wir in 30 Minuten Mittagspause schnell ein Menü hinunterschlingen, um ja rasch wieder an den Arbeitsplatz zurückzukehren. Das schnelle Essen bewirkt zwar nicht eine Gewichtszunahme aber auf alle Fälle eine zunehmende Verfettung des Körpers, denn die neurologischen Reaktionen unseres Gehirns sind noch immer von diesen Ur-Instinkten beherrscht. Depotfett entsteht aber auch vor allem dadurch, dass wir mehr Energie während des Tages unserem Körper zuführen als verbraucht wird. Dieses Überangebot an Energie wird wiederum, aus bekannten Gründen, als Vorrat für schlechte Zeiten in Fett umgewandelt, obwohl wir es heutzutage gar nicht mehr benötigen. Nicht zu unterschätzen sind auch die Stoffwechselstörungen bedingt durch die nicht artgerechte, einem Pflanzenfresser entsprechende Ernährung, mit zu viel tierischem Eiweiß und Fetten. Die Fettdepots im Körper sind bereits mit soviel Gift vollgemüllt, dass das für die Stoffwechselvorgänge im Körper notwendige Fett nicht mehr aus den Depots abgebaut wird, sondern zusätzlich zugeführt werden muss – dafür sorgt schon der Kopf mit einem Heißhunger auf Fettiges. Fett und Fleisch zu verteufeln ist sicher ungerecht, denn sie haben auch ihre guten Seiten. Doch wie in vielen Dingen im Leben, entscheidend ist die Dosis. Ab einer gewissen Menge wird selbst der beste Leckerbissen zum lebensbedrohlichen Gift. Fette haben die gute Eigenschaft Aromastoffe zu binden und sind für den Geschmack der Speisen hauptverantwortlich. Mehrfach ungesättigte Fettsäuren sind gesundheitsfördernd, doch wehe sie werden zu sehr erhitzt, dann werden selbst diese gesunden Fette zu „Killerfetten".

Gerhard Klinger

Fertigprodukte nehmen überhand, bioverfügbare Stoffe fehlen. Erwachsene brauchen sie und Kinder erst recht. Bioverfügbare Stoffe! In der Babynahrung ist ein zu hoher Zuckeranteil drinnen, Pizza, Wurstsemmeln, Fertiggerichte, Kuchen, Mehlspeisen, Hamburger, Pommes, Limonaden hat nichts mit wahrer Ernährung zu tun. Darum sind Kinder schon fettleibig.

Vor Kurzem las ich in einer Zeitung, dass im Jahr 2020 ein Großteil der Amerikaner übergewichtig sein werden! Das ist fast nicht zu glauben.

Peter Ferreira erzählte vor vielen Jahren bei seinen Vorträgen, dass Wissenschaftler in Amerika sagen, dass Geschmacksverstärker/Glutamat viele Menschen übergewichtig machen. Bei den Amerikanern, nehmen die Menschen derartig zu und die Körperformen bekommen unnatürliche Auswüchse, Fettgewebe setzt sich überall an. Wissenschaftler kamen dahinter, weil bei den Mäusen, denen Glutamat verfüttert wurde, Deformierungen und Übergewicht auftauchten. Lightprodukte sind ebenso fraglich. Seine Vorträge waren immer sehr interessant.

Unser Gewebe wird durch zu viel Nahrung und Fertigprodukte überfordert. Gut vergleichen kann man diese Situation mit dem Abfluss in der Küche. Öl und Fett gehört nicht in den Abfluss. Wird das nicht befolgt, sind nach Jahren die Leitungen verstopft. Vom kalten Fett wird alles verklebt, der Durchlass der Rohre wird immer dünner und dünner, überall setzt sich alles an. Zudem gibt und gäbe es bei uns einen „Öli", wo Fett gesammelt wird, und bei der Abfallverwertung abgegeben werden soll. Das machen aber viele Menschen leider nicht. Wie beim Körper – sie schmeißen alles rein und entgiften/reinigen nicht. Die Gefäßzuleitungen sind überfordert und voll. Hier kann man aber zum Glück in der Küche zusätzliche Rohre verlegen, im Körper geht das nicht. Die Lage in unserem Körper ist sehr ähnlich. Gefährliche Ablagerungen können sich in den Gefäßen bilden, ablagern und manchmal sind die Gefäße komplett zu, das kann dramatische Auswirkungen haben. Die Gefäße sollten frei bleiben.

Ein unangenehmer Nebeneffekt: Das Gewebe baut ab, die Faszien (Sehnen) verkleben! Man spürt es z.B. beim Massieren, unter der Oberhaut, wenn es richtig weh tut, das sind die Faszien. Leider sind diese Folgen vielen Menschen nicht bewusst, werden ignoriert, Menschen wollen genießen und in vollen Zügen leben. Es wird überall davon gesprochen die Gefäße freizuhalten, sonst wird der Blutdruck hoch z.B. Herz-Kreislaufprobleme, Schlaganfall – Einengung der Hauptschlagader können eintreten. Sicher, es kann über Jahre dauern, durch Stresssituationen, Übergewicht, Bewegungsmangel,

Druck usw. wenn zuviel zusammentrifft kann es zu Defiziten kommen. Manche sind Bewegungsmuffel und lassen sich gehen, die Muskulatur baut ab, es wir alles schlapp, die Gewebswand nimmt viele Giftstoffe auf, irgendwann wird sie damit nicht mehr fertig, die Knochen schwinden und die Struktur wird porös. Wir brauchen in unseren Gefäßen gutes Klima und freie Fahrt für alle ca. 300 Substanzen, die dort durchgeschleust werden. Was viele nicht wissen, dass ohne Mikronährstoffe kein Abnehmen möglich ist. Makronährstoffe brauchen Mikronährstoffe zum Verstoffwechseln. Sonst tritt sicher der JoJo-Effekt ein. Ein zweiter Grund ist, ohne ausreichende Nährstoffzufuhr ist man missmutig und grantig. Und nicht zu vergessen, die Bewegung!

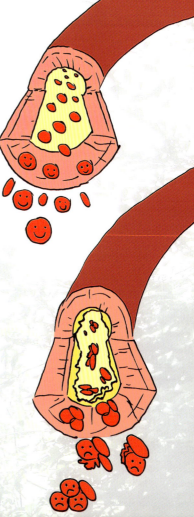

Makronährstoffe und Mikronährstoffe sind wichtig für unser Leben. Makronährstoffe nehmen in unserem Leben überhand!
Makronährstoffe: Fette, Kohlenhydrate, Eiweiß
Mikronährstoffe: Vitamine, Spurenelemente, Mineralstoffe, sekundäre Pflanzenstoffe, Enzyme…, – einfach Vitalstoffe genannt sind sehr wichtig, dass wir unsere gute Laune behalten. Viele sind sehr launisch, wenn sie an Gewicht verlieren. Das muss nicht sein, es geht auch anders. Für bewegungsarme Menschen sind weniger Kohlenhydrate besser. Kohlenhydrate mit niedrigem glykämischen Index vorziehen. Vergessen wir auch nicht, dass Milch ein vollständiges Nahrungsmittel ist, nicht nur ein „Getränk", sollte man langsam einspeicheln, schluckweise trinken!

Wunschgewicht, mit etwas Wille kann es jeder schaffen!

Bei gesundheitlichen Problemen, gehen Sie bitte zu Ihrem Arzt. Es gibt viele Möglichkeiten abzunehmen, es ist einfach ein tolles Gefühl, wenn man ein paar Kilos verliert.

Paracelsus sagte schon immer:
„Die Menge macht das Gift!" In allen Bereichen.

Insulinkurve

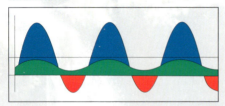

▸ Null Fettverbrennung
▸ Wird als Energie verbrannt
▸ Gereizt, müde und konzentrationsschwach

Wichtig zu Beginn: Bauch- und Oberschenkelumfang messen und einmal pro Woche auf die Waage. Eventuell eine Körperimpedanzmessung durchführen lassen, wo Muskulatur, Wasser und Körperfett gemessen werden. Zu allererst ein guter Tipp: Essfreie Zonen zwischen 4 - 6 Stunden schaffen, zwischen Frühstück, Mittag- und Abendessen einhalten. Nur Obst oder Gemüse, als Zwischenmahlzeit. Es ist wichtig, nicht zu hungern, sondern mindestens 1.500 Kalorien zuführen, sonst steigt der Entzündungsparameter an. Der oxidative Stress erhöht sich und die Nährstoff-Reserven werden dem Körper entnommen. Dadurch trifft es oft zu, dass Menschen unausgeglichen während einer Abnehmphase sind. Viel trinken und bitte das Richtige.

Ich habe selbst innerhalb von 2 Monaten 11 kg abgenommen. Mein Idealgewicht ist fast erreicht. Gesund abnehmen heißt, pro Woche ungefähr ein Kilo. Ich hatte lange Zeit keine Motivation mein Ernährungsverhalten umzustellen. Jeder soll das im Leben machen, was für ihn gerade passt. Ich wollte es einfach wissen ein neues innovatives Lebensstiländerungsprogramm, das sich von anderen Programmen gravierend abhebt, lachte mich an. Was für mich wichtig war, ohne Blutabnahme und Ernährungsplan und wo kein JoJo-Effekt eintrifft. Schritt für Schritt kam ich mit Ernährungsoptimierung, Bewegung, Motivation und positiver Lebenshaltung zu einem „leichteren" Leben. Mit einem 24 Stunden-Online Coach, der von insgesamt 320 Bewegungs- und Ernährungstypen genau meinen Typ herausgefunden hat. Weiters stehen 12.000 Rezepte parat, aus diesen kann man genau angeben, was man nicht verträgt oder gerne isst. Ein 3D-Aktivitätsmesser – (dreidimensionales Bewegungsmessgerät) der mir abends ein Lächeln schenkt, wenn ich mich genug bewegt habe. Auch von diesen Bewegungen gibt es detaillierte Auswertungen – sehr motivierend! Parallel habe ich einige Mahlzeitersatzprodukte in Anspruch genommen, wo eine Mischkost dabei ist. Drei Mahlzeiten am Tag genießen und zwischendurch ist es wichtig, dass sich der Stoffwechsel beruhigt.

Alles ist aus rein pflanzlichem und natürlichem Ursprung: Als erstes habe ich eine sprühgetrocknete Emulsion aus Hafer und Palmöl zum Auslösen meines Sättigungsgefühls zu mir genommen, (früher habe ich mich nach dem Frühstück nie recht wohl gefühlt. „Ich fühlte mich wie aufgebläht" wie die Werbung berichtet). Die sprühgetrocknete Emulsion, die man in Wasser auflöst wirkt nach 4 - 6 Stunden, diese sorgt dafür, dass man um einiges weniger an Kalorien zu Mittag oder am Abend zu sich nimmt. Weiters eine Mischkost oder ein natürlicher Shake (kann man mit Kakaopulver oder Erdbeeren usw. selber verfeinern) oder Riegel, vegetarische Suppe (mit zusätzlichen Gemüse angerichtet) zu Mittag oder am Abend (leichte Kost, gedünstetes Gemüse), wie man möchte, das kann man variieren. Zwischendurch soll man auch ausreichend Flüssigkeit zuführen, um ein Sättigungsgefühl zu erzeugen. Wenn man es gar nicht schafft, Zwischenmahlzeiten auszulassen, so kann man durch Obst, Gemüse und Joghurt die Heißhungerattacken kappen. Man braucht auch nicht auf das geliebte „Achterl" Wein oder Bierchen verzichten: Alles mit Maß und Ziel, dann wird es dem Körper auch nicht zuviel!"

Bezugsquelle im Anhang

Wichtig ist zu wissen, dass mit jeder Mahlzeit der Blutzuckerspiegel ansteigt. Ein gutes Müsli oder eben einen Shake zum Frühstück, eine ausgewogene Ernährung, Mittag und abends leichtes Essen oder einen gesunden Riegel, vorm Schlafen auch kein Obst, das ja bekanntlich Fruchtzucker enthält, das hindert den nächtlichen Fettabbau. Und nicht vergessen bewegen!

Ein Fitnesstrainer sagte zu mir: „Zum Fettverbrennen muss Fett vorhanden sein, durch Wärme wird Fett verbrannt. Ein Untrainierter verbrennt ca. 6 g Fett/Std., nach 14 Wochen Training wird ca. 36g Fett/Std. verbrannt. Durch Bewegung kommt man auch ins Schwitzen."

Was mir sehr imponiert hat, dass auch schlanke Leute das Programm nutzen können. Die natürlichen Riegel, die keine Chemie enthalten – es ist manchmal sehr schwierig solche Produkte zu finden. Sie sind eine wunderbare und gesunde Lösung für zwischendurch. (Ein gesunder Snack besonders für Erwachsene, Sportler, Kinder und Berufstätige.) Neben Makronährstoffen sind ebenso Mikronährstoffe und Ballaststoffe enthalten.

Wenn möglich keine Industrienahrung zu sich nehmen! Geschmacksverstärker verführen uns. Das Verlangen wird noch größer und wir fühlen uns nicht mehr wohl! Viele Menschen reißen alles an sich und dadurch wächst der Körperumfang. Unsere Bewegung schränkt sich ein, es folgt „ÜBER-GEWICHT"! Jeder bestimmt es selbst. Durch eine bewusste Kalorienaufnahme und körperliche Aktivität kann ein gutes Gleichgewicht entstehen. Dann schafft man es tatsächlich, dass die Kilos purzeln.

Etwas zum Aufheitern:
Lieber Gott, lieber Budda, liebes Universum…
„Ich wünsche mir ein fettes Bankkonto,
einen schlanken Körper und
bitte verwechsle das nicht wieder."

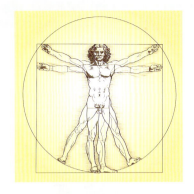

Haben Sie gewusst, dass wir genauso breit, wie hoch sind? Unsere Größe beträgt genau so viel Zentimeter, von Kopf bis Fuß, wie, wenn man beide Hände ausstreckt.

WER RASTET, DER ROSTET!

Bewegung lohnt sich und macht glücklich!
Kennen Sie die Bedeutung der 4 F, des Turnvaters Friedrich Jahn, der im 16 Jahrhundert, auf der Hasenweide bei Berlin den ersten Turnplatz eröffnet hat, sein Reimspruch:

Frisch, Fromm, Fröhlich und Frei.
Friedrich Jahn

**Leider überwiegt:
Faulenzen, Fernsehen, Filzpantoffeln und Flaschenbier.**

Die Schwerkraft für manche Menschen ist schwer zu überwinden und die Anziehungskraft des Sofas vermehrt größer als alles andere. Viele kommen nicht mehr hoch, wenn sie einmal darin Platz genommen haben, verweilen Sie dort den Rest des Abends. Jeder muss bei sich selbst beginnen. Bewegung bringt alles in Schwung!

„Sport ist Mord", sagt der Volksmund, doch es ist anders, keine Bewegung bringt uns Probleme. Regelmäßig und mit Durchhaltevermögen, so kommt man ans Ziel.

Wir werden eigentlich zur Bequemlichkeit erzogen, die Schüler werden schon mit dem Auto oder mit dem Schulbus bis vor die Haustüre gebracht und gefahren, früher mussten wir zu Fuß gehen? Statt den Stufen nehmen wir die Rolltreppe oder den Aufzug, statt zu Fuß zu gehen, fahren wir lieber mit dem Auto und wenn es noch so kurze Strecken sind. Statt wandern zu gehen, bevorzugen wir jetzt („elektrische) Fortbewegungsmitteln", die neue bequeme Art, ohne körperlichen Aufwand, man braucht sich nur auf das Gerät stellen und auf Knopfdruck fährt es los. Statt Bequemlichkeit ist Bewegung gefragt.

Unser Körper verdient Achtung und Respekt. Die Bequemlichkeit zu besiegen ist das Ziel! Wir schaden uns nur selbst, wenn wir nichts tun! Unbeweglichkeit muss nicht sein. Manchmal sind wir auf uns selbst sauer, wenn es überall zwickt und bei jeder Aktivität alles weh tut? „Zum alten Eisen" zu gehören muss nicht sein. Bewegung lohnt sich immer und überall. Es ist nicht immer einfach den inneren Schweinehund zu überwinden, aber unbedingt notwendig, das wir in der Not wieder „wendiger" – beweglicher werden. Viele Übergewichtige tun sich schwer, sich aus der Hüfte raus zu drehen. Reaktionen sind einfach langsamer. Die Lust auf mehr Bewegung entwickelt sich mit der Zeit. Wenn man merkt, wie gut die Kondition wird, umso mehr Spaß und Freude macht es. Regelmäßig, aber bitte wie gesagt: „Nicht übertreiben!" Übertriebene Bewegung kann natürlich auch ins Negative umschlagen.

Der berühmte Muskelkater – Muskeleinrisse. Durch diese Risse dringt langsam Wasser ein, so dass sich nach einer Zeit (24 - 36 Std.) kleine Ödeme bilden. Die Muskelfaser schwillt durch das eindringende Wasser an und wird gedehnt. Der wahrgenommene Dehnungsschmerz ist der Muskelkater. www.sportunterricht.de

Bringen wir alles in Bewegung, unsere Beziehungen, unseren Körper. Gelenke und Muskeln müssen (wir haben 250 davon) bewegt werden, sonst verkümmern sie. Man wird sonst langsam müde, matt, träge und dick. Wir fangen an zu „rosten". Wenn wir nicht immer auf unserer faulen Haut sitzen, kann sich auch die Säure auf der wir sitzen nicht lösen. Die Haut wird faltig, faul, schlaff und müde. Praktizieren wir Bewegung, wird alles straff, die Gesäßmuskeln, alle Teile unseres Körpers werden gut durchblutet.

*Die Französin Jeanne-Louise Calment (1875-1997) hat ein Alter erreicht von 122 Jahren, das höchste Menschenalter, das jemals verifiziert wurde, ihre humorvolle Aussage: „**Ich habe nur eine Falte und auf der sitze ich.**"* Quelle: Magstadter Hausfreund 2009

Bewegung bringt alles in Schwung!

Bewegung entspannt, baut Aggressionen ab, befreit, stärkt, die Kondition wird besser, es macht gesund. Die Bewegung pumpt den Sauerstoff in die Lunge und in alle Teile des Körpers. Es bringt mehr Koordination, verjüngt, der Stoffwechsel wird besser, die Zellen werden besser versorgt, es beugt Osteoporose vor, der Schlaf verbessert sich, eine bessere Fettverbrennung tritt ein. Durch die Versorgung der Gefäße wird die Beweglichkeit erhöht, durch die Dehnungen werden die Muskellängen hergestellt und alles wird geschmeidig. Die Muskelverkürzungen gehören der Vergangenheit an, Stressabbau verbessert sich. Ein Training ist ebenso ein sehr wichtiger Beitrag zur Prävention/Vorsorge gegen Demenz – Alzheimer, bringt Lebensfreude und Selbstbewusstsein. Die Schlackenstoffe werden bekanntlich besser abtransportiert, das Hautbild wird schöner durch den Sauerstoff, der Körper wird schön geformt, wir können eine schöne Figur bis ins hohe Alter genießen, die Kilos purzeln. Schaffen Sie einen Ausgleich. Suchen Sie sich Beschäftigungen oder Hobbys wie Fotografieren, Gartenarbeit, Tanzen. Freuen Sie sich einfach über jede Aufgabe.
Jeden Augenblick genießen und Freude an der Bewegung, mit anderen Mitmenschen teilen. Das bringt die Lebensfreude wieder zurück.

Bewegung hält geistig fit

Regelmäßige Bewegung hält unseren Geist auf Trab. Bewegung ist gut für unsere Gehirnzellen. Hans Meirhofer (Personenbeschreibung – Quellenhinweis), beschäftigt sich schon lange mit dem Thema Gehirnforschung, er hat das besondere Glück gehabt bei Bruce Lipton, (der das beliebte Buch geschrieben hat: „Die intelligenten Zellen!") eine Ausbildung zu machen. Bei einem Vortrag erklärte er uns, wie einfach unsere Gehirnzellen doch arbeiten: Wird mehr Bewegung praktiziert, erfolgt gesteigerte Leistungsfähigkeit. Wenn man das Gehirn benutzt, entstehen so neue synaptische (Synapsen) – Verbindungen – Nervenbahnen entwickeln sich. Sensationell! Werden wir z.B. faul, wir haben das sicher alle schon mal gehört, wenn jemand sagt: „Das interessiert mich nicht oder ich will das nicht mehr lernen." „Oder in meinem Alter zahlt sich das gar nicht mehr aus!" Oh doch! Lassen Sie sich nie entmutigen sonst werden die Gehirnzellen/Verbindungen wirklich nicht mehr hergestellt und wir werden faul, dann lässt die Denkfähigkeit nach und die Zellen verkümmern.

Experten wie Michelle Mitchell von Age UK (http://ageuk.org.uk) betonen, dass es nie zu spät ist, damit zu beginnen, um aktiv zu werden. Alan Maryon-Davis vom Kings College London (http://kcl.ac.uk) hofft, dass die Forschungsergebnisse eine Motivation für die Menschen sind. „Auch nach dem 70. Lebensjahr gibt es noch eine gute Chance auf zusätzliche Lebensjahre, die aktiv, gesund und im Kreis der Familie und Freunde genossen werden können."

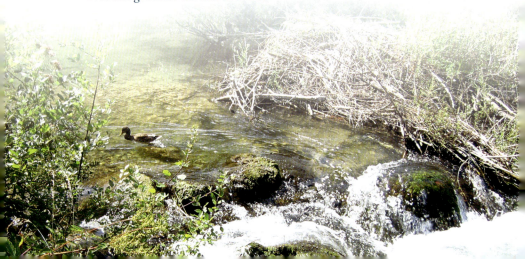

Bewegung und Sauerstoff,

und dabei die Natur genießen! Für betagte Menschen, die beschwerlich leben, können schon ein paar Schritte gut tun. Raus in den Garten oder in die Wiesen, um ein paar Kräuter zu finden und zu pflücken, die Sie kennen. Frischen Löwenzahn, Spitzwegerich, Himmelschlüssel oder gehen Sie in den Gemüsegarten, um frischen Schnittlauch, Petersilie für Salate zu holen, um diesen zu verfeinern. Es enthält viel Chlorophyll/grünes Pflanzenblut genannt (im Gemüse enthalten) ganz wichtig für jedes Alter. In Pflanzen gespeicherte Sonnenenergie ist besser als viele Fertiggewürze mit Geschmacksverstärker. Motivieren Sie Ihre Angehörigen. Und wenn es nur das Sitzen auf einer Bank ist, dann kann sich wenigstens der Sauerstoff ins Innere des Körpers bewegen.

Beobachten Sie die Wolken, wie sie ziehen, Vögel, wie sie sich bewegen und die vielen Lebewesen, Ameisen. Tanken Sie Sonne und Licht im Grünen, im Wald viel frische Luft. Machen Sie einfache Rätselspiele. Es ist wichtig, dass alles in Bewegung bleibt. Leben ist Bewegung!

Die Bewegung ergänzen

Bewegungs-Ergänzung, das braucht unser Körper! Wenn man nicht genügend Bewegung im Berufsleben oder im Alltag hat, muss man zusätzlich etwas tun. Meist begleitet ein Defizit von Nährstoffen den Muskelabbau und erhöht dadurch die Sturzgefahr.

Das gilt auch für unsere Augen. Es wäre sinnvoll jeden Tag, Übungen für unsere Augen zu praktizieren und durchzuführen. Das Auge baut durch intensives Arbeiten vor dem Computer ab. Die Arbeit fordert das Auge nicht richtig heraus. Es ist eintönig und die Augen haben nicht genug Bewegung, sie „erstarren".

Übungen: Das kann man dazwischen immer umsetzen:

Übung 1: Stellen Sie sich eine liegende **Acht** *(Zeichnung)* vor und folgen Sie dieser Linie mit dem Auge. Öfter am Tag wiederholen.

Übung 2: Stellen Sie sich eine **Uhr** *(Zeichnung)* vor und folgen Sie langsam den Uhrzeiten – 3 Uhr, 6 Uhr, 9 Uhr, 12 Uhr.

Das sind gute Übungen, um den Augenmuskel zu stärken und in Bewegung zu halten.

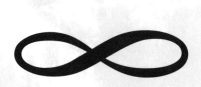 

Bewegte Momente durch Tiere

Alte Menschen, die z.B. Tiere haben, haben einen seelisch besseren Zustand. Das Streicheln der Tiere tut gut. Besorgen Sie rechtzeitig und überlegt ein Tier. Nicht für jeden geeignet, aber es wirkt Wunder. Das Tier braucht und gibt ZU-WENDUNG.

Bewegung sorgt für eine gute Durchblutung und der Stoffwechsel wird angeregt. Wir wissen von Dunkelfeldmikroskopieanalysen (es wird in den Finger gepiekst und am Bildschirm kann man sein eigenes Blut ansehen), dass Sauerstoff ganz wichtig ist für unser Blut. Die Beweglichkeit der Blutplättchen ist von unbedingter Notwendigkeit (oder fragen Sie Ihren Therapeuten oder Arzt der eine Dunkelfeldmikroskopie durchführt). Wasser darf nie fehlen, darum trinken Sie gleich jetzt ein Glas Wasser! Alle 4 Monate ändert sich die Blutzelle. Wenn Sie heute und in Zukunft etwas verändern und gute Substanzen zuführen – der Körper wird es Ihnen danken.

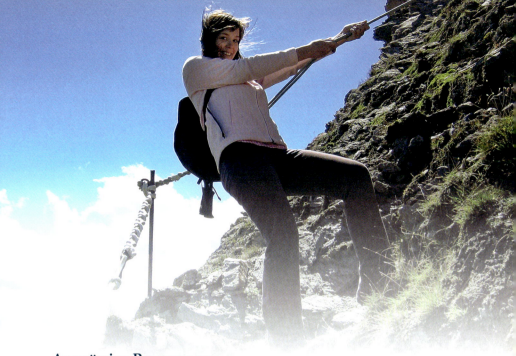

Auswärtige Bewegungen

Ob spazieren gehen, wandern in den Bergen, Joggen, Holz hacken, Seil springen, Nordic-Walken, Schi fahren, Aerobic, Tennis, Yoga, Tai Chi, Qi Gong, uvm. es kommt vieles in Bewegung. Spiele im Freien/Ballspiele, Tretboot fahren, Schwimmen, Kneippen, Klettern – hier kann man Ängste gut überwinden, man ist sehr stolz auf sich, wenn man die Hürden geschafft hat, ständiges Anspannen und Entspannen sorgt für Glücksgefühle, Rad fahren, Gehen – Schritt für Schritt zu einem besseren Lebensgefühl. Die Freizeit sinnvoll gestalten ist wichtig.

Freizeit-Beschäftigungen und Arbeit beruhigt die Menschen, besonders im Alter sollte man zusehen, dass man nicht zuviel alleine ist, das man nicht verkümmert, Ältere sollen mit Kindern die Zeit verbringen, hier vergisst man sich oft selbst ganz, weil es einfach Spaß macht und es eine schöne Beschäftigung ist. Das Leiden soll nicht im Vordergrund stehen.

FITNESS

Fitnesstrainer und dipl. Sportphysiotherapeut Dirk Schmidt

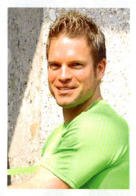

professioneller Trainer vom: WM-24-Stunden-Rennen-Team-Engel, dem Ringerteam der ersten Bundesliga, dem Team Radsport Stuttgart, Team Elk-Österreich...

Bewegung/Fitness: Wie fit sind Sie? - Der Trend des 21 igsten Jahrhunderts, der sich so langsam in ein starkes Prävention- und Wohlbefinden-Thema dreht. Bewegung heißt nach neuester Erkenntnis der Wissenschaft, jeden Tag mindestens 30. min Bewegung am Stück. Haben Sie sich heute schon bewegt?

Hier sind verschiedene Parameter anzusetzen:
- Körperzustand
- Gesundheitszustand
- Gewicht
- Ernährungsweise
- Zustand der Körperzellen

Um sich gesund und richtig zu bewegen gehört in der heutigen Zeit eine Erstanalyse zum Pflichtprogramm. Diese Erstanalyse sollte mit folgenden Maßnahmen durchgeführt werden:
- **Ermittlung des Grundumsatzes**
- **Leistungsbezogener Stufentest** nach Goldstandard
- **Bioimpedanz Messung** (Analyse Muskulatur/Wasser und Körperfett)
- **Spiroergometrie Messung** (Ermittlung des Kalorienverbrauches im Ruhestand.) Bestimmung über die Atemgase, liefert Information über aerobe Kapazität: Effizienz des Herz-Kreislaufsystems und der Energiegewinnung, über die gesamte Dauer des Belastungstestes. Limitierung der Belastung: Herz, Lunge und Muskeln. Präzise Trainingsbereiche: mehrere Parameter für die Bestimmung der Schwellen. Messung des Energieverbrauchs: indirekte Kaloriemetrie= Grundumsatz (RMR, kcal/Tag) und während der Belastung (kcal/Stunde).

Bei gesundheitlichen Einschränkungen muss man natürlich Rücksprache mit dem Arzt halten.

Bei der Fülle der derzeitigen Angebote an Trainern, Studios, Trainingsgeräten usw. möchte ich Ihnen einige Tipps geben:
Kaufen Sie sich keine zu großen Trainingsgeräte für zu Hause: spätestens nach 3 Monaten verwenden Sie dieses als Wäscheständer.

Schritt 1: **Der Wille:** *Die Entscheidung liegt bei jedem Einzelnen (dann heißt es die ersten 3 Monate durchbeißen)*
Schritt 2: **Nutzen des Ist-Zustandes:** *Klare Definition der Ziele und Analysen, mit Kontrolle über Herzfrequenz, je nach Trainingsziel und sie werden den größten Erfolg verspüren. Training ist eine Wissenschaft für sich.*
Schritt 3: **Training unter Anleitung:** *Gruppendynamik nutzen, Ziele setzen und Regelmäßigkeit ist von hoher Wichtigkeit.*
Neue Zahlen berichten über dramatische Zustände der körperlichen Verfassung der nächsten Generation. Kinder leiden unter Übergewicht bzw. Adipositas, das ein Heer von Krankheiten nach sich zieht. Überbelastung, Gelenksprobleme, Diabetes Typ II, schon im Kindesalter, bis hin zu Organerkrankungen. Ernährung ist ein ebenso fixer Bestandteil und gehört zur Bewegung dazu. Eine ausgewogene Ernährung, viel ausgereiftes Obst und Gemüse sind der Schlüssel zu einem gesunden Leben.

Über Ernährung und Bewegung kann viel erreicht werden. Unabhängige Forscher weisen uns jedoch schon jetzt darauf hin, dass es in Zukunft nicht mehr ohne Nahrungsergänzung funktionieren wird. Wenn Sie zu einer Nahrungsergänzung greifen, bleiben Sie bitte so nah wie möglich an der Natur. Die Flüssigkeit spielt auch eine große Rolle. Aufgrund unserer Messungen, sollten wir nicht nur Wasser trinken, da Tests ergeben haben, dass man den Körper auch ausschwemmen kann. Ein Drittel naturbelassener Saft ohne Zucker mit Wasser aufgespritzt, hilft dies zu vermeiden. Wichtig ist auch die Kontrolle über den Harn, riecht er und ist dunkel, hat man zu wenig Flüssigkeit zu sich genommen, klar und ohne Geruch weist der Körper genug Flüssigkeit auf.

Fazit.: **Weniger ist mehr** *- wie so oft im Leben. Nutzen Sie eine professionelle Analyse, erarbeiten Sie mit einem Trainer einen persönlichen Trainingsplan und nutzen Sie die Vorzüge einer persönlichen Betreuung. Somit steht Ihrem Erfolg nichts entgegen.*

Dipl.-Sportphysiotherapeut Dirk Schmidt

Vorteile von Bewegung und sportliche Betätigungen:

Multifunktionstraining – Ausdauer und Kräftigung: Ich kann es bestätigen, ich gehe regelmäßig trainieren und fühle mich noch besser als zuvor
- Die Fettverbrennung wird angekurbelt
- Verbessert das Immunsystem
- Man baut Muskelmasse und Knochendichte auf, wer die Muskulatur nicht nutzt, verliert sie
- Der Blutdruck wird verbessert, man ist belastbarer, Haltung und Körperbeherrschung wird verbessert
- Gleichgewicht kann man halten
- Ab dem 30 und 40 Lebensjahr baut man an Muskelmasse ab und Fettpölsterchen nehmen zu, um dies zu vermeiden, kann man Ausdauer- und Krafttraining betreiben. Mit Ausdauertraining kurbelt man die Fettverbrennung an!

Akad. psychosozialer Gesundheitstrainer Peter Gangl

Haltung bewahren

Mit beiden Beinen im Leben stehen und gute Haltung bewahren. Mit einer guten gesunden Lebens-Ein-STELLUNG kommt die Lebensfreude zurück. Nehmen Sie Ihr Leben selbst in die Hand und lassen Sie sich nicht alles „aufbürden". Die Last kann man oft nicht ertragen. Wir zogen selbst einen großen Strich unter unserer Vergangenheit und nahmen jede Situation an, um eine andere Sichtweise, eine andere Perspektive zu bekommen. Leben Sie Ihr eigenes Leben. Viele werden gelebt! Die Ängste: Was werden die Nachbarn oder Verwandten sagen.

Ein **BEWEGTES** Leben **HÄLT** lange gesund.

Dr. Martha Podleschak, eine bekannte Ärztin, sie schrieb das Buch „Ismakogie". Sie sagt:
„*Es gibt keine Gesunderhaltung – ohne Haltung.*"
„*Fehlhaltung – Fehlatmung – Fehlleistung.*"
„*Sitze – gehe – stehe richtig.*"
„*Leid und Schmerzen werden nichtig.*"

Bewahren Sie Ihre „Haltung", Meinung!
Verlieren Sie nie das Gleichgewicht!
Nehmen Sie manches auf die leichte Schulter!
Übergewicht ist eine große Be-LAST-ung!
Lassen Sie sich in kein Schema pressen!

Um den Rücken zu entlasten, kann man viel beherzigen. Abnehmen tut gut! Besonders in der Bauchregion, wo man weiß, es ist mit der Lendenwirbelsäule eng verbunden. Es ist oft eine zu große Belastung für den Körper. „Werden unsere Organe „erdrückt?" Belastet? Ganz sicher! Leben Sie einfach ein leichtes Leben. Was erwarten Sie in Ihrem Leben, um den Halt nicht zu verlieren? Liebe? Lebensfreude?

Liebe?
Lebensfreude?
Geld oder Armut?
Erfolg oder Misserfolg?
Bewegung oder Nichtbewegung?
Normalgewicht oder Übergewicht?
Veränderung oder keine Veränderung?
Positive Gedanken oder negative Gedanken?

POSITIVE ODER NEGATIVE GEDANKEN
Worte, Taten und Handlungen sind unser Schicksal

Jeder ist für sich selbst verantwortlich!

*„Nicht, was wir erleben, sondern wie wir empfinden,
was wir erleben, macht unser Schicksal aus."*
Zitat von Marie von Ebner-Eschenbach

*„Gesundheit und Glück heißt, von Erschöpfung und Krankheit
frei zu sein. Guten Appetit zu haben, ein gutes Gedächtnis, guten
Humor und Genauigkeit im Denken und Handeln."*
Paul Twitchell

Am Anfang war ein Gedanke, dem folgte das Wort,
und das Resultat war die Tat!

Wenn man nachdenkt und so recht überlegt wie viele Gedanken der Mensch am Tag hat. Es sind etwa bis 75.000 Gedanken, 95% des Tages reden wir mit uns selbst, im Stillen. Aber was reden wir mit uns selbst? Man sagt, dass es die 70 / 30 Regel gibt. Also 70 % reden und denken wir negativ und nur 30 % reden und denken wir positiv.

Gut vorstellbar, denn die schlechten Nachrichten morgens und abends, die teilweisen frustrierenden Berichte? Und es bleibt nicht nur bei diesen Botschaften. Auch unsere Gedanken spielen oft nicht mit, vieles schwirrt uns im Kopf herum, wir reden soviel negatives „Zeug", wie: „Das kann ich nicht", „Ich hab heute gar keine Lust", „Bei der Prüfung werde ich sowieso durchfallen", „Ich will die blöde Arbeit nicht mehr", usw. Denken Sie positiv: „Ich werde es schaffen, mit Leichtigkeit werde ich alle Aufgaben meistern." Haben Sie Freude am Leben!

Arthur Lassen sagte mal bei einem Vortrag: *Meine letzte Zeit ist jetzt!*
40 % der Menschen denken an Gestern
50 % der Menschen denken an Morgen
10 % nur denken an Heute!
Wir sollen 100 % an HEUTE denken.
Die Mehrheit denkt an gestern! Lassen Sie die Vergangenheit ruhen!
Wir grübeln oft über Vergangenes. Komplett umsonst, wir machen uns die Zeit schwer, wenn wir uns „Sorgen machen", ärgern, wenn wir uns mit negativen Gedanken auseinander setzen, im Endeffekt führt es zu Energielosigkeit! Das dürfen wir nicht zulassen, sonst machen wir uns fertig!

Gedanken

Das Gesetz der Anziehung:.
Danach ziehen die Gedanken und Gefühle jedes einzelnen Menschen reale Gelegenheiten an oder erzeugen diese sogar. Dabei ist es egal, ob jemand sich die Sachen wirklich wünscht, an die er denkt. Er zieht das woran er denkt an, ob er will oder nicht. Wer an Glück und Erfolg denkt, zieht dies ebenso an, wie jemand, der an Krankheit und Leiden denkt. Wir sollten uns daher in unserem Leben und unseren Gedanken mehr auf die positiven Dinge konzentrieren als auf die negativen.
            Quelle: Im Buch „The Secret" wird das Gesetz der Anziehung vorgestellt.
Ihre Macht ist in Ihren Gedanken, deshalb bleiben Sie bewusst. Mit anderen Worten: „Denken Sie daran, daran zu denken."   Dr. John Hageln

Reaktion einer Dame aus Niederösterreich nach der „VERA" Russwurm Sendung:
Der Gedanke!
Körper, Geist und Seele sind untrennbar miteinander über mehrere Ebenen verbunden. Während der Körper die stoffliche Ebene darstellt, gibt es noch weitere nicht sichtbare Ebenen, die Aura genannt werden. Sie verbinden uns mit unserem höherem Selbst, mit unserer Seele. Jetzt sind da unsere Gedanken, eine Form von Energie, die in uns selbst entsteht. Jeder unserer Gedanken löst ein Gefühl und dieses Gefühl eine körperliche Reaktion aus. Ist der Gedanke negativ, entsteht in uns ein ungutes, also negatives, Gefühl – Unwohlsein ist die schwächste, körperliche Reaktion. Durch negative Gedanken und Gefühle beeinträchtigen wir den Austausch der Energien, zwischen Seele, Geist und Körper, es entstehen Blockaden. In unserer Gesellschaft sind wir umgeben von Menschen mit Vorurteilen, von Menschen, die fast täglich von ihrer oder Krankheiten anderer sprechen und von Medien, die zu 90 % negatives Gedankengut verbreiten. Lesen oder hören wir einmal etwas Positives, neigen wir dazu, es anzuzweifeln oder bedienen uns selbst der Schwarzmalerei. An uns liegt es, sich negativen Gedanken und Vorstellungen dieser Art zu entziehen. Dunkelheit verscheucht man mit Licht, negative Gedankenmuster schaltet man am wirksamsten aus, indem man sie durch positives Denken ersetzt. Positives Denken ist nicht bloß irgend ein Trend unserer Zeit, es ist der Schlüssel zu einer anderen Lebenseinstellung. Lassen wir uns darauf ein, lassen wir los, von negativen, einschränkenden Gedanken. Von einem negativen Gedanken hat noch keiner von uns profitiert.

Dort, wo wir die Energie gedanklich hinschicken, dort wird sich alles in die Tat umsetzen. Gedanken sind Macht! Und glauben Sie das bitte. Jeder Gedanke, jedes Gefühl ist Ihrem Gegenüber bekannt. Jeder spürt die Schwingungen/Spannungen.

Wenn Spannungen entstehen, Angst und Ärger sich breit macht, können eine Menge Defizite eintreffen. Ich kann mich noch gut erinnern, wie die Hautprobleme unserer Tochter „noch mehr gewachsen" sind. Spannungen und Ängste waren mein ständiger Begleiter. Es breitete sich alles auf den ganzen Körper aus, ich bekam es manchmal noch mehr mit der Angst zu tun: „Was wird das werden? Wie wird das weitergehen?" Je schlechter ich drauf war, desto schlechter ging es Bettina. Das ist wirklich furchtbar, wenn man bedenkt, dass man andere mit seiner eigenen Angst noch mehr belasten kann. Doch, ich konnte mich gar nicht mehr erholen von den vielen Tiefs, man fällt in ein derartig tiefes „Loch", die Spannungen und Schwingungen werden tatsächlich übertragen. Die Unausgeglichenheiten können sich nicht nur auf der Haut auswirken, sondern viele Wehwehchen können auftauchen. Wir kennen das alle, uns ist schwindelig, schlecht, wir haben Bauchschmerzen oder wie bei uns: „Man fährt aus der Haut". Ich habe dann immer versucht, mich positiv zu stimmen, denn ich war im Inneren total schockiert und Bettina tat mir so leid. Aber ich hatte meine Gedanken nicht im Griff. Bei diesen Situationen musste ich mich immer wieder zwingen, sofort positiv zu denken, anfangs gelingt es nicht immer, aber immer öfter. Positive Affirmationen/Sätze habe ich mir den ganzen lieben Tag vorgesagt, im Stillen. Der Einfluss auf unseren Körper ist unermesslich.

Versuchen Sie tagtäglich diese Zeilen umzusetzen:
*Achte auf **deine Gedanken**, denn sie werden zu **deinen Wörtern**.*
*Achte auf **deine Worte**, denn sie werden zu **deinen Taten**.*
*Achte auf **deine Handlungen**, denn sie werden **deine Gewohnheiten**.*
*Achte auf **deine Gewohnheiten**, denn sie prägen **deinen Charakter**.*
*Achte auf **deinen Charakter**, den er wird zu **deinem Leben/Schicksal**.*

Talmud

Nicht Sprüche sind es, woran es fehlt, die Bücher sind voll davon. Woran es fehlt, sind Menschen, die sie anwenden. (Epiktet) griech.

Dr. Albert Einstein wurde einmal von einem Reporter gefragt: *„Herr Professor, was fehlt eigentlich den Menschen heutzutage?"* Der Nobelpreisträger schwieg einen Moment und gab dann die Antwort: *„Die Menschen denken einfach nicht!"*

Ich weiß, dass es anfangs nicht so einfach ist, ich hatte das früher alles belächelt und angezweifelt. Erinnern Sie sich stetig an die 5 Zeilen aus dem Talmud: Gedanken – Worte – Taten – Handlungen – Ihr Schicksal!

„Ein Gedanke, den wir einmal intensiv gedacht haben oder den wir über längere Zeit immer wieder denken, ist also ein konkreter Baustein unserer Zukunft. Wäre uns diese Gesetzmäßigkeit bewusst, dann würden wir danach trachten, unserer Gedanken schleunigst Herr zu werden."

Quelle: *„Du selbst bist deine Krankheit und deine Gesundheit."*

Dr. Franz Witzmann, ein Psychotherapeut war uns in dieser Sache eine große Hilfe! Das Bewusstsein zu schaffen. Stärke aufbauen und von Tag zu Tag wachsen. Verbesserungen auf allen Linien und Ebenen treffen ein.

Wir können unsere Gedanken und Worte lenken. Es steht alles in unserer „Macht". Auch was den Erfolg im Berufsleben betrifft oder bei anderen Dingen. Sind Sie auf Wohlstand – auf eine gute Sache programmiert, werden Sie ein Leben in Wohlstand erleben und leben. Lenken Sie Ihre Gedanken immer auf Erfolg und Wohlstand. Leider kann auch das Gegenteil eintreffen, wenn wir uns nicht genug vertrauen oder verschiedene Ereignisse uns kurzfristig schwächen. Das ist menschlich. Wir dürfen auch alle mal schwach werden. Wenn Sie ein Glücksgefühl und wahre Begeisterung an den Tag legen, werden Sie wahres Glück erfahren. Unser Bewusstsein hat die Kraft alles zu steuern, unsere Eingebungen, Intuition sind von großer Bedeutung. Benutzen Sie keinesfalls das Wort – NICHT. Sondern: Ja, ich schaffe es! Ein große Vision, ein inniger Wunsch, muss für diese Vorhaben vorhanden sein. Es gelingt alles, ich habe es schon so oft praktiziert, und es funktioniert jeden Tag. Man kann sich selbst sehr gut steuern, man glaube es kaum. Großes Selbstvertrauen, der Glaube an sich selbst und die Liebe zu den Menschen, dann kann man es schaffen.

Ein guter Tipp von mir: Mit guten Willen und der notwendigen Vorstellungskraft, schafft man manches mit „Links". Auch große Dinge! Richten Sie die ganze Aufmerksamkeit auf Ihr Vorhaben.

Noch ein guter Tipp: Wünschen Sie nie jemanden etwas Schlechtes, denn es passiert alles nach dem Gesetz von Ursache und Wirkung, alles kommt wieder zurück. Sobald Gier, kein Maß und kein Ziel bei einer Sache dahinter steht, bringt es kein Glück. „Ehrlichkeit währt am längsten." Die alte Weisheit bringt uns wahres Wohlbefinden! Alles andere ist kontraproduktiv. Mit Gelassenheit, Freude und wenn man „aus ganzem Herzen" handelt, erfährt man wahres Glück und der Erfolg stellt sich ein!

Die Macht der guten Gedanken ist so groß,
wie ein irdischer Mensch es kaum erfassen kann.
Gedanken sind stärker als alle Naturkräfte.
Sie können aufbauen im guten, aber auch zerstören im schlechten Sinne.
Wenn die Menschen wüssten oder fühlen könnten,
dass ihre Gedanken von jenseitigen Geistwesen gelesen werden können
und dass sie auf ihre Mitmenschen ausstrahlen
und diese in gutem oder bösem Sinn treffen,
sie würden sie mehr im Zaum halten als ihre gesprochenen Worte.

Karl Nowotny

„Oft ist es der Ton, der die Musik macht!" Worte können berühren und ein gutes Gefühl erzeugen, glücklich machen, gewisse Worte können richtig verletzend sein. Wer ein loses Mundwerk hat, dem schadet es nur selbst! Laute, aufbrausende Worte, ein scharfer Ton, Taten – Ohrfeigen, Schläge, alles verkrampft sich – die Luft bleibt weg. Wir reden uns ein, dass wir nichts taugen, dass alles keinen Sinn hat…!? Oft werden wir durch verletzende Worte derartig geschwächt, der Lebenswille ist gleich Null.

„Alles was ich mache, ist falsch", „Ich bin sowieso überflüssig auf dieser Welt", „Mein Leben ist sinnlos, ohne (In)halt!" „Ich kann nichts, ich werde abgelehnt, ich fühle mich verlassen, wieso kann ich nicht sterben?" „Ich kann mir nichts merken?" Vieles wird natürlich in der Kindheit von den Eltern (oder sogar von manchem Ehepartner) vorgeworfen? „Du bist schuld, dass Mama und Papa getrennt sind…?" „Lass das gehen, du kannst das sowieso nicht…?" Diese Worte und Taten müssen aus dem Leben verschwinden. Die „AUS-WIRKUNGEN" von gesprochenen Worten sollte man sich „zuerst" überlegen! Es kann fürchterliche Folgen haben, wenn es immer und immer wieder Vorwürfe und schlechte Worte rieselt – man verliert die Kraft, und ist zutiefst verletzt.

Im Laufe eines Lebens erinnern wir uns sicher auf viele solche Aussagen, gesprochene Worte vergisst man nicht so schnell, im Positiven und im Negativen. Wenden wir uns den schönen Dingen des Lebens zu. Nette Gesten, schöne Gefühle, liebevolle Worte und wundervolle ehrliche Zeilen können die Menschen berühren.

Gefühle – Berührungen auf einer anderen Ebene

Mit einer Kindheit voll Liebe
kann man ein halbes Leben
hindurch für die kalte Welt haushalten.
Jean Paul

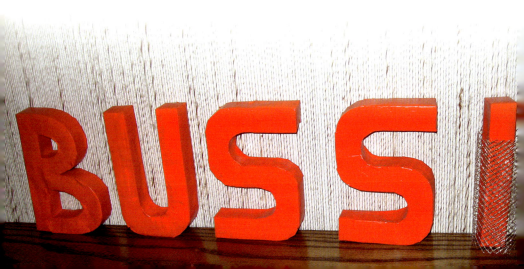

Ein paar Worte unserer Tochter Bettina

Wahre Gesundheit bedeutet für mich nicht nur Abwesenheit von Krankheit sondern Wohlbefinden in allen Bereichen des Lebens! Wie Sie in den ersten Seiten dieses Buches bereits erfahren haben, lernten meine Eltern und ich das Gefühl vollkommener Gesundheit erst viele Jahre nach meiner Geburt kennen. Diese Zeit war für uns sehr intensiv und vor allem auch anstrengend.

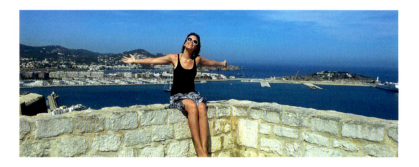

Durch meine Hautausschläge war ich irgendwann gezwungen, mich selbst vor den negativen Einflüssen meiner Mitmenschen zu schützen – ich baute eine emotionale Mauer auf und ließ kaum mehr Menschen an mich heran. Nach außen hin trug ich eine Maske und verhielt mich, wie es von mir erwartet wurde. Erst in meiner Pubertät begann ich diese Barriere wieder abzubauen. Bestärkt durch den immerwährenden Rückhalt meiner Familie konnte ich endlich beginnen, ich selbst zu sein und hörte immer weniger auf die verletzenden Aussagen von anderen. Mich nicht mehr davon beherrschen zu lassen, hat mir sehr geholfen auch meine Krankheit nicht mehr als solche wahrzunehmen, sondern mich so zu akzeptieren und zu lieben, wie ich nun einmal bin. Im Einklang mit sich selbst kann man schwierige Zeiten viel schneller und effektiver bewältigen! Ich kann sagen, dass ich erst in den letzten zwei Jahren, seit meine Neurodermitis und Schuppenflechte zur Gänze verschwunden sind, wirklich völlig ICH selbst sein kann und fühle mich so frei wie nie! Es ist ein unbeschreiblich schönes Lebensgefühl, alles tun und lassen zu können, was man möchte, ohne immer daran denken zu müssen, welche Auswirkungen diese Entscheidungen auf den Hautzustand haben könnten! Manchmal kommt es mir fast unwirklich vor, wenn ich mich jetzt im Spiegel betrachte – es sind keine hässlichen roten Flecken mehr zu sehen, die mein Leben jahrelang so geprägt haben. Dieses Gefühl möchte ich nicht mehr missen und bin unglaublich dankbar dafür!

Meine Eltern haben sich jeden Tag, jede Minute und jede Sekunde über einen sehr langen Zeitraum uneingeschränkt um mich gekümmert und ihr eigenes Leben in den Hintergrund gestellt, um mir meines schöner gestalten zu können. Sie haben mich immer dabei unterstützt zu dem Menschen zu werden, der ich heute bin und dafür liebe ich sie! Ich werde ihnen mein Leben lang für ihre Liebe und aufopfernde Fürsorge dankbar sein, das war und ist für mich nicht selbstverständlich und ich bin sehr glücklich und stolz darüber, solch einzigartige Eltern zu haben!

Ich wünsche Ihnen, dass Sie zu jeder Zeit den Mut und das nötige Selbstwertgefühl bzw. Selbstbewusstsein haben, wirklich Sie selbst sein zu können und ich wünsche Ihnen Menschen, die Sie auf Ihrem individuellen Lebensweg unterstützen und bestärken – so wie es meine Eltern immer für mich getan haben und tun werden! Alles Gute!

Bettina Lang

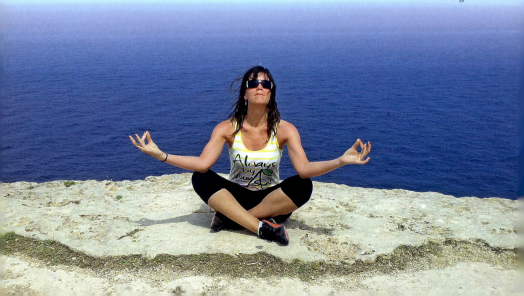

Die Liebe ist das Höchste der Gefühle,
Gefühle wirken auf uns und unsere Umgebung.

Zeigen Sie Ihre Gefühle und reden Sie darüber. Wir fühlen uns erleichtert, wenn wir z.B. über ein Problem sprechen können. Es befreit. Viele haben nicht die Möglichkeit mit dem Partner zu reden, weil er kein Verständnis zeigt. Bei unserer 31-jährigen glücklichen Beziehung, davon sind wir 25 Jahre verheiratet, sitzen wir oft stundenlang und diskutieren. Das sind großartige Gefühle und Momente. Dafür bin ich jeden Tag dankbar! Die wahren Werte und Gefühle zu zeigen ist das Schönste auf der Welt.

Stellen Sie sich eine Skala von 1 bis 100 vor:
0 --- 10 --- 20 --- 30 --- 40 --- 50 --- 60 --- 70 --- 80 --- 90 --- 100

Wo stehen Sie mit Ihren Gefühlen oder Gedanken? Stehen Sie zwischen 1 und 50, fühlen Sie sich eher schlecht, je weiter Sie nach rechts kommen, desto besser fühlen Sie sich. Wenn Sie fast bei 100 stehen, spüren Sie ein Wohlgefühl und alles ist in Ordnung. Alles, was man sich vorstellt, ist erreichbar, man muss es nur wollen!

Schaffen Sie sich gute Gefühle
Wir Eltern, jeder Erwachsene, sind Vorbilder in jedem Bereich. Es gibt viele Idole. Massen eifern oft Idole nach. Doch wir Eltern können ein so gutes Gefühl erzeugen, dass Idole überflüssig werden. Das ist das wahre Leben. Wir erleben es immer wieder in unserem Umfeld. Kinder haben oft keine Motivation. Kinder haben keine Lust auf verschiedene Dinge, es wird ihnen vorgelebt. Gutes Benehmen, ausgewogene Ernährung, Spaß in der Beziehung, Umarmungen, ehrliche Worte, Gedanken, Gefühle, viel Zeit für Gespräche, für das Spielen mit Naturmaterialien und Selbstgebasteltem. Gemeinsam kochen und Tisch decken. Lassen Sie Ihre Kinder im Haushalt mitarbeiten, Teig kneten, Torten verzieren, Brot backen, Brote verzieren mit Radieschen, Käse (Keksformen zum Ausstechen) usw. So macht es Spaß und man kann den Kindern vieles spielerisch beibringen.

Auch andere Haushaltsarbeiten wie Wäsche aufhängen, Betten überziehen, spielerisch durchführen. Überhäufen Sie Ihre Kinder nicht mit Spielzeug, häufig ist hier das schlechte Gewissen der Eltern da, es wird Tag und Nacht gearbeitet und wenn die Eltern heimkommen, wird bei der Mehrheit, einfach ein Computerspiel hergegeben oder der Fernseher eingeschaltet. Ich nenne diese Methode, die „elektrische Oma", wird eingesetzt. Nur dass die Eltern selbst Ruhe haben, das kann doch nicht sein. Es kann schon mal vorübergehend vorkommen, dass es aus Zeitmangel nicht anders geht. Aber manche sitzen ja schon früh morgens beim Fernsehen? Zeit ist das Wichtigste. Wir haben uns sehr viel Zeit für unsere Tochter Bettina genommen und sind heute sehr stolz was sie aus dem Gelernten macht. Rituale sind wichtig für unsere Kinder! Viele Kinder sind auf sich gestellt und es wird alles erlaubt? Manche Eltern können sich dann überhaupt nicht durchsetzen. Gewisse Freiheiten soll man den Kindern lassen, aber alles hat seine Grenzen.

Immer wieder alle Probleme lösen vor dem Schlafengehen, wenn möglich. In der Schule gab es natürlich immer wieder Schwierigkeiten mit Bettinas Hauterscheinungen, manche Mitschüler konnten damit nicht umgehen. Wenn wer, ein „etwas" anderes Hautbild hat als alle anderen, hat man es in unserer Gesellschaft nicht leicht, das haben wir leider miterleben müssen. Ich denke, dass dieses Problem viele haben z.B. mit Behinderungen usw.. In der Familie kann man für Geborgenheit sorgen: Außerhalb der eigenen vier Wände geht es sehr schwierig. Darum: Rituale wie gemeinsames Essen, Weihnachten, Ostern, Familienfeiern, Zusammengehörigkeitgefühl, Geborgenheit, Spaß und natürlich auch wieder das Loslassen ist von großer Wichtigkeit, es soll unser Ziel sein, dass unsere Kinder immer wieder gerne nach Hause kommen, dass sie sich geborgen fühlen. Es kommen natürlich Phasen, gerade wenn die Kinder in die Pubertät kommen, hier brauchen sie Halt, Konsequenz und Überblick über die Freizeitgestaltung zu haben, ist wichtig, sonst haben manche ein etwas schwieriges Verhältnis. Sie kommen manchmal „auf eine schiefe Bahn". Die wahren Werte des Lebens, die ethischen

Grundsätze und eine wirklich gesunde Lebensführung sollen wir Erwachsene unseren Kindern und Jugendlichen vorleben.

Wertewandel: Soziologen orten einen generellen moralischen Verfall und einen Wertewandel bei der Jugend. Doch was darf man sich darunter vorstellen? Sind Werte wie Hilfsbereitschaft, Toleranz, Gerechtigkeit, Ehrlichkeit, Respekt und Verantwortung heute noch von Wert? Werden die Tugenden wie Pünktlichkeit, Fleiß, Ordnungsliebe und Sparsamkeit noch als erstrebenswert erachtet? Quelle: Weekend Magazin Nr. 16 / 2012

Die 10 Gebote der Gesundheit:
1. *Jähzorn macht das Herz müde. Darum sei weder jähzornig noch aufbrausend, sondern übe dich in Geduld.*
2. *Herrschsucht führt zu Atemnot und Asthma. Darum sei nicht immer der erste, sondern füge dich auch den Wünschen anderer.*
3. *Neid stört die Tätigkeit der Galle und Leber. Drum denke an die, welche weniger haben als du.*
4. *Geiz verkrampft die Gedärme und Egoismus den Magen. Drum sei freigiebig und gib den Armen.*
5. *Eifersucht bildet Schlacken in Muskulatur und Gelenken, macht die Haut unrein und stört das Zellwachstum. Drum sei bescheiden und trete manchmal zurück.*
6. *Angst und Unruhe belasten Niere und Blase. Drum trage deine Last ruhig. Sie ist nie größer als du tragen kannst, und vertraue auf Gott.*
7. *Faulheit macht träge. Drum sei tätig und fleißig und halte Maß in Essen und Trinken.*
8. *Du musst dich also selbst überwinden. Damit hast du den Weg aus der Krankheit zur Gesundheit gefunden, deine Lebensaufgabe erfüllt und bist frei, welches die wahre Freiheit ist.*
9. *Die Krankheit ist ein Zeichen, dass dein Weg oder der deiner Vorfahren nicht richtig war. Glaube an Jesus Christus, und er wird dir helfen zu überwinden!*
10. *Hilf deinem Nächsten und Gott ist dein Freund!* Paracelsus

AUSSAGEN, FLOSKEL UND SPRÜCHE HABEN ALLE EINE TIEFGRÜNDIGE BEDEUTUNG

In unserer Gesellschaft sieht und hört man es immer wieder. Der Umgang miteinander, ist manchmal katastrophal. Wenn man Menschen beobachtet, wird es einem richtig bewusst, wie der Umgang Miteinander stattfindet – es wurde ihnen nicht anders beigebracht. Es ist tagtäglich eine Herausforderung, mit sich und anderen, einen guten Umgang zu erzielen. „Zuerst denken, dann sprechen." – Manche sprechen gleich und denken im Anschluss.

Bei vielen sind folgende Floskeln die Alltäglichkeit, die Regelmäßigkeit. Die Zustände verändern sich, sanftere Worte bringen Frieden in Ihr Leben. Versuchen Sie es tagtäglich umzusetzen. **Verschiedene Phasen und Phrasen bewusst erleben.** Nehmen wir ALLE diese Worte doch endlich mal ernst! Das TUN = **T**AG **U**ND **N**ACHT. Selbstständig, selbst und ständig! Nehmen wir uns Zeit für die wichtigen Dinge im Leben. Der Umgang mit unseren Mitmenschen!

Haut:
Rück mir nicht so auf die „Pelle" = italienisch pelle/Haut
Ich fahre aus der Haut – Ich koche innerlich – Ich bin gereizt – Vor Entsetzen hatte ich Gänsehaut – In den seiner Haut möchte ich nicht stecken.
Kopf
Das halte ich im Kopf nicht aus – Mir platzt der Schädel – Sei nicht so dickköpfig – Kopf hoch – Ich zerbreche mir den Kopf – Das ist haarsträubend – Ich halte den Druck nicht mehr aus.
Augen
Ich kann dich nicht mehr sehen, geh mir aus den Weg – Liebe macht blind – Etwas nicht sehen wollen – Das kann ins Auge gehen.
Nase
Ich hab die Nase voll – Du hast aber einen guten Riecher.

Ohren
Ich kann das nicht mehr hören – Halt die Ohren steif.
Hals
Mir platzt der Kragen – Es schlägt mir bis zum Hals – Da kann ich nicht mehr schlucken – Geizkragen – Lass dir nicht soviel aufhalsen – Ich hab einen Kloß im Hals – Das hängt mir zum Hals raus.
Herz
Das trifft mich mitten ins Herz – Horch auf dein Herz – Mir bricht es das Herz – Mein Herz hüpft vor Freude – Der hat ein hartes Herz.
Magen.
Das wurmt mich – Viel hinunterschlucken – Der arme Schlucker – Das liegt mir schwer im Magen – Liebe geht durch den Magen – Ich bin echt sauer – Ich kann etwas nicht verdauen!
Darm
Ich kann nicht loslassen – Verstopfung – Wut im Bauch.
Rücken/Wirbelsäule
Das bricht mir das Kreuz – Ich kann die Last nicht mehr ertragen – Der Mensch hat kein Rückgrat – Ängste: Das geht mir durch Mark und Bein!
Lunge
Mir bleibt die Luft weg – Halt die Klappe – Du erdrückst mich mit deiner Eifersucht – Der Atem stockt!
Nieren
Das geht mir an die Nieren.

Weitere Floskel, Aussagen und Sprüche:
Bist du wahnsinnig. Hat der Wahn einen Sinn?
Hoffentlich stirbt er/sie nicht? „Nicht" ist für den Verstand unfassbar! Hoffentlich stirbt er/sie? Je mehr Leute an die Person denken, je mehr Menschen die Gedanken auf diese Persönlichkeit lenken, fokussieren, desto eher wird es eintreffen. Das ist wenigen Leuten bewusst. Machen wir uns das Leben selbst so schwer? Ich bin im Stress, entschuldige! Lass mich in Ruh! Der saugt mich aus. Ich verkrampfe mich komplett/Krampfadern. Wenn Blicke töten könnten. Mir tut das in meiner Seele weh! Du bist und bleibst ein armes Schwein. Der

will dich auf den Arm nehmen. So ein Schwachsinn! Kein Sitzfleisch! Ich mache mir Sorgen! Bengel oder Engel, zwei grundverschiedene Worte und nur ein Buchstabe Unterschied. Wir können es bestimmen, wir haben es in der Hand.

Stinksauer sein: Wenn wir „sauer" auf jemanden sind, uns etwas „sauer" aufstößt, „stinksauer sind" weil uns etwas gegen den Strich läuft, dann stecken meist „Kränkungen" dahinter, die unsere Seele belasten, also alles psychologische Erscheinungen, die uns auf den Magen geschlagen haben. Einen besseren Beweis für das Zusammenwirken von Geist, Seele und Körper gibt es wohl nicht. Psychische Probleme machten sich körperlich bemerkbar, Stress äußert sich in Verdauungsproblemen, „Das hat mir auf den Magen geschlagen", „Mir liegt etwas quer im Magen", „Das muss ich erst verdauen" hin bis zur so genannten „Wut im Bauch". Die Umgangssprache ist in dieser Hinsicht analytisch besser als die Schulmedizin, die als Reparaturmedizin nur Symptome behandelt und nicht Ursachenforschung betreibt bzw. auch nicht in der Lage ist, den Ursachen eines Unwohlseins auf den Grund zu gehen.
Botschaft des Körpers: Wenn sich der Körper durch Schmerzen anfängt zu wehren, dann ist das eine Botschaft der sterblichen Hülle, genannt Körper gegen den Geist, genannt Hirn, „Hey, pass auf, Du machst was falsch, wenn du so weiter machst, ist deine Gesundheit gefährdet."

Quelle: Kärntner Journalist Gerhard Klinger

Es geht alles um Energie, alles ist Schwingung. Seien Sie herzlich und machen Sie die Menschen vorsichtig aufmerksam darauf, welche Bedeutung doch manche Floskel haben.

„Lob ist Dünger und führt zur Blüte, zu Wachstum und zur Frucht. Kritik ist Gift und tötet noch den letzten Keim der Entfaltungswilligkeit. Dies kostet nicht nur eine Menge Geld, sondern bringt auch eine Menge unnötiger Probleme."

Klaus Kobjoll

Sich selbst und andere loben ist wichtig. Wenn jemand Erfolg hat, gratulieren sie ihm und loben ihn, das ist Motivation pur.

ALLES DRÄNGT SICH VON INNEN (IHNEN) NACH AUSSEN!

Ein bekannter Spruch:
„Wer sich keine Zeit für seine Gesundheit nimmt,
muss einmal viel Zeit haben, um krank zu sein."

Der Quantenphysiker und Rechtsordnungsexperte Dr. John Hagelin sagt: „Unser Körper ist wirklich das Produkt unserer Gedanken. In der medizinischen Wissenschaft sind wir erst am Anfang zu verstehen, in welchem Grade die Art der Gedanken und Emotionen tatsächlich die physische Substanz, Struktur und Funktion unseres Körpers bestimmt."

Wenn wir Charisma und Ausstrahlung versprühen, fühlen wir uns rundum wohl. Wenn wir grantig sind, werden wir keinen so guten Eindruck machen. Das Innere drängt sich immer nach außen. Körper, Geist und Seele muss im Gleichgewicht sein. Nie aufgeben! Sicher, wir haben auch Momente dabei gehabt, wo wir fast verzweifelt waren, wo man glaubt, es geht nicht mehr. Man ist der Meinung: „Es hilft nichts mehr", „Es ist alles zu spät!", man versinkt förmlich in Selbstmitleid? uvm. Krankheit ist, ob man will oder nicht, eine Lernphase. Der Lebensstil muss geändert werden, sonst fällt man immer wieder in alte „Muster" hinein. Durch ein persönliches Schicksal reift man und durch Erfahrung wächst man. Mit viel Liebe und ein bisschen Geduld kommt man auf den richtigen Weg. Manchmal denke ich, es ist von Notwendigkeit, Gesundheit zu verlieren, um sie schätzen zu lernen. Erkennen Sie doch schon vorher, wie wertvoll es ist, gesund zu sein.

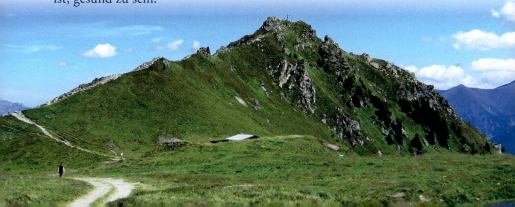

Was wir säen, werden wir ernten

Säen und ernten, wer keine guten Gedanken sät, wird schlechte Gedanken ernten. Alles ist Energie, alles ist Schwingung, so sagt Dr. Emoto, der bekannte Wasserforscher Europas, der Wasser und deren Qualitäts-Auswirkungen untersucht. Gesundheit/Wasser ist das höchste Gut auf Erden. Das geht aber nur, wenn die Erde im Gleichgewicht ist. Alles schlägt zurück. Der Körper speichert und merkt sich alles. Wir selbst tragen die Verantwortung für unsere Gesundheit! Der Hintergrund für Krankheit und Gesundheit ist unglaublich komplex. Darum ist es auch wichtig, sich mit vielen Aspekten auseinander zu setzen und sich mit positiven Menschen zu umgeben.

Jede Begegnung, jeder Mensch, beeinflusst uns. Wir sind wandelnde Kristalle, 70 % unseres Inneren besteht aus Wasser. An der Universität Stuttgart *www.weltimtropfen.de* wurde wissenschaftlich erforscht und bewiesen, dass eine Person, die einen Raum betritt, jetzt und in diesem Moment, uns und unser Inneres beeinflusst. Wir haben einen Eindruck von dieser Person, entweder wir empfinden diese Person sympathisch oder nicht. Die Schwingung überträgt sich. Positive Schwingungen hinterlassen ein gutes Gefühl, negative Ausstrahlung das Gegenteil. Wir können darauf achten das wir sympathische Menschen um uns haben, so werden wir uns besser fühlen.

Worauf man sich konzentriert, das wächst!

„Glaube versetzt Berge!" Wie wir bekanntlich wissen. Je mehr Energie und Aufmerksamkeit wir einer Sache schenken, desto mehr wird es wachsen. Wir sind einfach gestärkt. Wenn man mit guten Absichten an eine Sache herangeht, kann man nur Erfolg erzielen. Privat oder beruflich.

Wir treffen immer genau die Menschen, die wir im Leben brauchen, es gibt keine Zufälle, ich bin überzeugt davon, das alles was in unserem Leben eintrifft Bestimmung ist.

Liebevolle Menschen treffen liebevolle Menschen. „**Menschen, die sich dem Umfeld öffnen, den wird die Welt geöffnet.**" „Gleiches zieht Gleiches an." Menschen gleicher Art ziehen sich an. Die Wellenlänge passt. Sie kennen sicher den Spruch: „Ich kann dich riechen!"
Bewusst ein „Ja zum Leben": Wenn wir unsere Wünsche ins Bewusstsein holen, bringt es uns Wohlbefinden, Lebensfreude. Die Freude treibt uns voran. Immer wieder und Schritt für Schritt, werden gute Gedanken herbeigeholt. Manche sagen, es sei ein Humbug, dass der Glaube Berge versetzen kann. Versuchen Sie positiv zu denken, es wird Ihnen immer besser und besser gehen und sie werden weiter machen.

Wenn man ganz fest an etwas glaubt, wird es Wirklichkeit. „Wünsche werden wahr." Sicher ist nicht jeder Tag gleich, wir sind manchmal in unserer Persönlichkeit gespalten.

Körper – Bewusstsein
Seele – Unterbewusstsein
Geist – Überbewusstsein

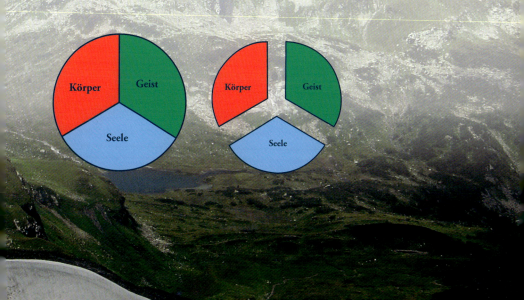

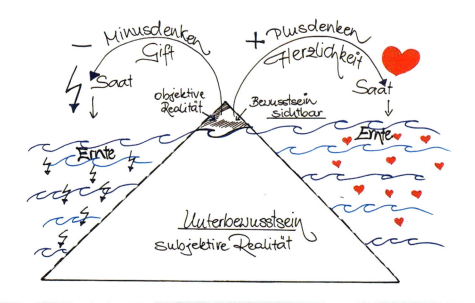

In dieser Zeichnung sieht man, wie sich das „Sein" des Menschen aufteilt: Die große Basis, das Unterbewusstsein (75 %) ist unsichtbar; unsere subjektive Realität, unsere Gefühle. Nur die 25 % an der Spitze sind sichtbar, da ist unsere objektive Realität, unser Verstand am Werk. Wir bestimmen, ob wir positive oder negative Gedanken aussäen. Unsere Saat wird unsere Ernte sein – Hass, Wut, Gift oder Liebe, Freude, Herzlichkeit!
Die Leute jammern, schimpfen und regen sich auf! **„Wie man in den Wald hinein schreit, so kommt es wieder zurück."**

Bei den Symptomen ist es dasselbe, wie bei den Gedanken, ca. 30 % bewusst bzw. 70 % unbewusst. Bewusst ist uns, das was wir spüren, schon lange vorher häufen sich verschiedene Defizite an. Ich weiß das selbst aus unserem Leben, aber wenn Symptome erst ans Tageslicht kommen, ist es „höchste Eisenbahn" etwas zu verändern. Darum sagt man: „Jetzt geht`s mir an die Substanz." Welche Strapazen die Menschen aushalten ist unvorstellbar, der eine weniger – der andere mehr, das Gesundheitskonto wird strapaziert. Es ist sehr viel, was uns tagtäglich beeinträchtigt, private Schicksale, dem kann man nicht ausweichen. Angehörige, Verwandte kann man nur auf ihren Lebensweg gut begleiten.

Unser Unterbewusstsein besteht aus 75 %. Das Bewusste beträgt 25 %. Also 75 % bleibt dem Gegenüber verborgen. Außer bei unseren Angehörigen oder innigsten Freunden erfahren wir etwas mehr. Wenn Verborgenes ans Tageslicht kommt und mit einem Schlag alles anders ist, fängt man an nachzudenken. Manche Diagnosen sind uns egal, wir verändern nichts. Bei tragischen Diagnosen setzt man alles in Bewegung. Bei einem Vortrag eines Arztes wurde eine Aussage gemacht, die sicher stimmt: „Wer glaubt gesund zu sein, der ist nur schlecht durchuntersucht!" Finden tut man immer etwas. Der innere Schweinehund ist ein ständiger Begleiter in unserem Leben. Geht es uns besser, dann setzen wir die Therapien gleich ab. Wir ziehen oft verschiedene Methoden nicht durch, weil wir glauben es hilft nichts. Defizite kommen nicht von heute auf morgen, es braucht oft Jahre bis sie sich entwickeln. Wir bräuchten eine Kontrolllampe!

Auf die normalen Signale oder Zeichen des Körpers, achten wir zu wenig, der Leidensdruck fehlt. Beim Auto leuchtet die Ladekontrolle, Benzinkontrolle oder Ölkontrolle auf, was machen wir, wir erledigen das sofort. Wir tanken auch nicht irgendeinen „Fussel"= schlechte Flüssigkeit, sondern was das „Auto" verlangt. Super bleifrei? Was haben wir für unseren Körper zu tanken? Denken Sie mal nach, was wir im Laufe eines Lebens mit unserem Körper „aufführen", der muss alles mitmachen. Gnadenlos! Alles macht er nicht mit. Beim Haushalt schauen wir auf alles, wir kehren, wischen, saugen, putzen, haben teures Zubehör/Putzlappen, was ist mit unserem Körper? Wir haben nur ein Leben, einen Körper und eine Gesundheit. Achten wir doch darauf. Man kommt immer erst drauf, wenn Defizite auftauchen. Dann ändern wir „vielleicht" etwas.

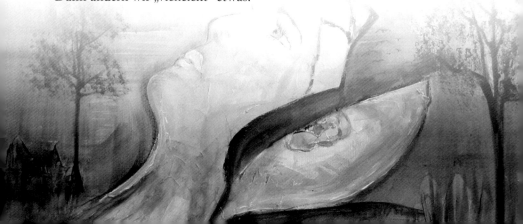

UMWELT/FELD, BEWUSSTER LEBEN:

Paracelsus sagte: *„So natürlich wie möglich und die Menge macht das Gift."* Das ist wirklich in jeder Beziehung so, es bezieht sich auf alles in unserer Welt.

Es gäbe hier so vieles aufzuzählen, hier die Dinge, die mich in meinem Leben begleiten, im Umfeld, in unserer Umwelt. Durch die vielen unnatürlichen Mittel, das verlockende Angebot in den großen Märkten, verlieren die Menschen den Bezug zur wahren Natur. Heutzutage bekommt man aus allen Teilen der Erde, alles sofort und jederzeit.
In unserem Umfeld ist oft eine große Belastung vorhanden. Wir nehmen jedoch manches als Selbstverständlichkeit hin, als ob wir nichts ändern könnten. Wir erleben vieles nicht bewusst. Strom wird in rauen Mengen verbraucht. Hier könnte man sicher nach der Devise leben: „Weniger ist oft mehr!" Die Umweltverschmutzung fängt schon im Kleinen an. Wo sich Menschen befinden, wird auch entsorgt. Manchmal sieht man, obwohl ein Mülleimer in der Nähe ist, landet der Abfall daneben. Im Wald, in der Wiese, auf der Straße, einfach überall. Kinder sehen es bei manchen Erwachsenen und machen es nach. Vor allem manche Teenies finden das „cool" alles einfach tun und lassen zu können, was sie wollen. Nicht alle, es gibt Gott sei Dank viele Ausnahmen.

Jedes Jahr zur Urlaubszeit werden Tonnen von Müll an Straßenrändern zurückgelassen. Viele Urlauber/innen sind offensichtlich der Meinung, dass Müll, der über das Autofenster „entsorgt" wird, einfach so verschwindet. So landen tausende Plastikflaschen, Fast-Food-Verpackungen, Zigarettenstummel und vieles mehr auf Oberösterreichs Straßenränder: eine echte Gefahr für Natur und Tier! Alleine der finanzielle Aufwand der Straßenmeistereien in diesem Bundesland beträgt 1,2 Millionen jährlich. Fair ist es jedenfalls nicht, wenn die Allgemeinheit für einige Schmutzfinken zahlen muss!

Auszug aus dem Amtsblatt der Marktgemeinde Sattledt-GemIN 7/2012

Die Umweltbelastungen nehmen erschreckend zu, wenn nicht JEDER in Zukunft Respekt davor zeigt, wird es leider auch immer größere Schäden geben. Unwetter… Wenn wir die Naturgesetze beachten, ist alles im Gleichgewicht, aber die Realität sieht leider anders aus. Alles hinterlässt Spuren. Die Ozonbelastungen werden mehr, die Erderwärmung nimmt drastisch zu. Die Gletscher schmelzen; Schwere Gewitter hinterlassen in unseren Gärten leider immer öfter ein Chaos. Normales Gewitter sorgt im Nachhinein für gute Luft und der Regen ist eine so genannte Reinigung. Gewitter entsteht, wenn ein zu starker Wechsel von kalt auf warm, von warm auf kalt ist, das kann man auch vergleichen mit unserem Essen, zu warm oder zu kalt macht uns auch zu schaffen. Durch die ganze Umweltbelastung vermehren sich die Naturkatastrophen.

Wir haben eine Menge an fremden Stoffen mit der unser Körper und unsere Umwelt fertig werden muss.

Weiters sollte man schonende Wasch- und Spülmittel verwenden
Bleiben wir bei der Belastung der Umwelt, es werden so viele Produkte verwendet, die nicht für unsere Umwelt bestimmt sind. Wenn jeder etwas bewusster einkauft, kann jeder einen gesunden Beitrag für eine bessere Umwelt leisten. Wir sind immer in Kontakt z.B. mit Kleidung, mit alldem was wir waschen oder spülen, darum bitte verwenden Sie Waschmittel, die Mensch und Tier vertragen und abbaubar sind. Diverse Waschmittel sind oft sehr aggressiv, darum kann es zu Reaktionen kommen, speziell an den Bündchen oder engen Stellen. Milde Waschmittel verwenden. Weichspüler sind generell nicht zu empfehlen – Backpulver ist eine gute Alternative. Neue Kleidung sollte immer vorher gewaschen werden. Bei vielen Waschmitteln ist keine Volldeklaration gegeben. Bitte achten Sie immer drauf, dass Sie hier ein gutes Produkt haben. *Bei Interesse Bezugsquelle im Anhang*

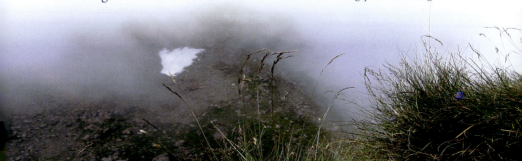

Gute alte Produkte verschwinden vom Markt. Aus für Edisons Glühbirnen: *Die neue Änderung ab September 2012, es gibt nur mehr die Energiesparlampen, es werden unsere guten alten Glühbirnen aufgelassen. Die Industrie hat einfach kein Interesse an der Gesundheit des Menschen. Oder ist es Ihnen nicht bewusst, es betrifft sie ja alle. Das Geschäft steht im Vordergrund! Es lässt sich einfach mehr verdienen? Was haben die neuen Lampen für Auswirkungen: Quelle: Fernsehsendung: Titel Thesen und Temperamente vom 9. April 2012: Thema Energiesparlampen, man hört, dass die neuen Energiesparlampen ungesund seien, sie erzeugen kein gutes Licht, weiters wurde von Christoph Mayr der Film Bulb Fiction – die Lüge der Energiesparlampe, bei der Sendung Vera Exklusiv 9.10.2011 – ORF gezeigt, zerbricht eine Energiesparlampe, muss man ein Notfallpaket zu Hause haben, im Internet zu bestellen um 130.- Euro! Da fragt man sich wozu das alles?*

Energiesparlampe – Quecksilber – eine gefüllte Zeitbombe! Werden die Dämpfe inhaliert, ist es das gefährlichste, nichtradioaktive Element. Man muss eine halbe Stunde lüften, man darf nicht staubsaugen, sonst werden die Partikelchen regelmäßig im Raum verteilt. Christoph Mayr

Also bitte passen Sie auf, dass keine zerbricht. Eine Alternative statt Energiesparlampen sind Kerzen. Das wäre am idealsten. Es erzeugt eine nette Atmosphäre und spart obendrein noch Energie. Ebenso LED-Lampen und Solarleuchten in der Wohnung und im Garten wirken zauberhaft und sehr romantisch. Vielleicht bekommen wir wieder unsere guten alten Glühbirnen zurück. Wenn wir uns alle gemeinsam dafür einsetzen.

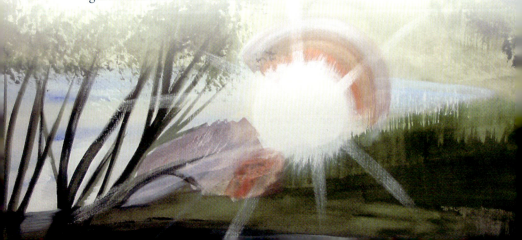

Reizüberflutungen,

welche Konsequenzen haben Reize für unsere Gesundheit? Alles haben wir in „Hülle und Fülle", Fernseher gibt es schon in mehreren Zimmern? Hochspannungsmasten, Handy, Computer, W-Lan, Industrieabgase, radioaktive Strahlen, Erdstrahlen – Hartmann Curry und Wasserader, Funkgeräte haben Frequenzen. Niedrige Frequenzwellen sind kein Problem in unseren irdischen Leben, jedoch hochfrequente Wellen können den Organismus einfach durcheinander bringen und längerfristig sicher schädigen, wie allgemein bekannt ist. Da wir 70 % aus Wasser bestehen und Wasser ein Informationsträger ist, kann man sich leicht vorstellen, dass diese Informationen und Schwingungen in unseren Organismus kommen. Man darf gar nicht nachdenken, welche Auswirkungen diese Schwingungen in unserer Zukunft haben werden, darum sollte man immer genug Pausen einlegen, Entspannungsphasen zwischendurch gönnen, Sauerstoff tanken, tief durchatmen. Auszeiten!

Elektrosmog: Immer mehr Menschen werden empfindlicher gegen den Elektrosmog. Nervösität, Schlaflosigkeit, Kopfschmerzen, Konzentrationsmangel, die Auswirkungen können noch gar nicht abgeschätzt werden. „Alles ist unter Strom." Was ist bei Wasserbetten? Strom und zugleich das Wasser? Das Wasser ist ein Informationsträger wie Dr. Emoto aufklärt.

Handy:

If Mobile Phones Were a Type of Food, They Simply Would Not Be Licensed „Wenn ein Handy ein Lebensmittel wäre, wäre es schlichtweg verboten." Dieser Ausspruch stammt von dem britischen Physiker Dr. Gerald Hyland und wurde in der angesehenen medizinischen Zeitschrift The Lancet veröffentlicht (Band 356, Ausgabe 9244, S.1833;)

Quelle: Buch Tatwaffe Handy Seite 46

Handys für Kindergartenkinder sollte ein Tabu-Thema sein. Handys in der Hosentasche (Unterleib, die Organe sind sicher nicht erfreut), vorne und hinten bei der Jean einstecken oder in der Hemdtasche bei Männern (Herz) sehr fraglich. Ich möchte einfach zum Nachdenken anregen, bitte Handys nicht bei jeder Gelegenheit und überall benutzen, in der Freizeit kann man schon mal ohne Handy auskommen? Ich möchte hier keine weiteren Ausführungen machen. Nur etwas wachrütteln. Wir müssen endlich aufwachen.

> **Das Handy als Verhütungsmittel**
>
> **BETRIFFT:** Interview mit Primar Leonhard Loimer in der SONNTAGS-RUNDSCHAU vom 23.9.
>
> Immer mehr Ärzte – zuletzt der Leiter der Kinderwunschklinik Wels, Primar Leonhard Loimer – stellen fest, dass immer mehr Paare kinderlos bleiben müssen. Zumeist liegt die „Schuld" beim Mann. Als mögliche Ursachen werden negative Umwelteinflüsse genannt. Gänzlich unter den Tisch fällt einmal mehr der Mobilfunk. Dabei konnte zum Beispiel die Universität Szeged signifikante Veränderungen bei Sperma unter Einfluss von Mikrowellen feststellen. Sowohl die Konzentration als auch die Qualität und die Mobilität des männlichen Samens ließen nach „Bestrahlung" durch Handys selbst im Stand-by-Betrieb zu wünschen übrig. Womit unsere Handys eine weitere Funktion übernehmen, nämlich die von Geburtenkontrolle und Empfängnisverhütung. Und das noch dazu gratis!
>
> Ulria Koren, Kirchdorf

Artikel: Sonntags Rundschau, Sonntag, 30. September 2007/39a

Umweltgifte: „Jeder von uns entscheidet täglich, über die Umwelt von morgen." Gelsenstecker: Haben Sie sich schon einmal gefragt wieso Gelsen kaputt werden, was ist in den Blättchen drinnen? Fliegengitter sind sicher gesünder. Natürlich auch Sprays, Farben, Bestandteile und Imprägnierungen von Deckenverkleidung, Bodenbeläge, Möbel, Duftstoffe. Weichmacher hinterlassen unserer Welt Gifte. Auch das Kraftfutter wird in Plastik verpackt? – Gibt es Dämpfe ab? Bisphenol A ist in Flaschen, kaufen Sie Flaschen aus Glas oder aus Tritan, die Sie immer wieder verwenden können. *DGE (Deutsche Gesellschaft für Ernährung) warnt vor Weichmacher in Plastik. Weichmacher – Einfluss auf Fettstoffwechsel, Informationsdienst Wissenschaft – ideo 11.3.2010*

Außerdem nehmen Schwermetallbelastungen zu, Quecksilber, Amalgam, uvm.

Belastungen gibt es überall. Manchmal gibt es nicht nur in unserer Umwelt dicke Luft sondern ebenso in den Familien? Etwas friedlicher und bescheidener könnte man durchaus leben, für die innere Zufriedenheit und für unsere Gesundheit brauchen wir nicht viel. Das haben wir in der Zeit erlebt wie es uns ganz schlecht ergangen ist. Wir konnten uns zeitweise gerade mal Brot und Milch kaufen, nur die wichtigsten Dinge. Jeder Groschen/Euro, alles wurde für Bettinas Krankheit gebraucht, ich sag extra Krankheit, weil gesund wurde sie dadurch nicht, wir haben lange gebraucht bis wir etwas gefunden haben, das Bettina geholfen hat.
Ich denke: Das „von allem etwas, das richtige Maß wichtig ist" um Gesundheit zu erlangen. Es wäre so einfach, aber jeder braucht eine gewisse Lernphase.

Das Bewusstsein unseres Daseins soll WIEDER mehr WERT bekommen!

WIEDERverWERTung: Nicht gleich alles wegschmeißen! Sparen wo es geht: Wiederverwendung von Gläsern, wieder verwenden für Marmeladen. Alte T-Shirts und Leintücher als Staubtücher benutzen. Alte Blocks den Kindern zum Malen geben. Aus Naturmaterialien basteln, fördert die Kreativität! Hier gäbe es eine Menge Ideen. Das alleine würde wahrscheinlich ein Buch füllen. Regenwasser sammeln, zum Garten bewässern oder zur Toilettenspülung verwenden, abgestandenes Wasser zum Blumen gießen, Konzentrate, statt verdünnte Produkte kaufen, hier spart man sehr viel an Verpackung, Duschen statt Baden. Beim Zähne putzen, Wasser abdrehen, man spart bis zu 9 Liter Wasser. Zahnpastatuben richtig ausdrücken, es wird soviel verschwendet. Senftuben ebenso...

Die „Verpackung" unseres Hauses: Bei Neubauten, natürlich nachwachsende Rohstoffe verwenden, Ziegel, Holz, Lehm, so bauen, dass wenig Energie verbraucht wird. Immer bewusst vor Augen halten, wir sind Teil des Ganzen. Und viele Menschen verbringen noch dazu den größten Teil ihres Lebens in geschlossenen Räumen, der Ausgleich fehlt!

Verpackung: Außen hui und innen? Bei den Nahrungsmitteln trügt oft der Schein. Der Mensch gibt oft der Verpackung eine große Bedeutung? Ist wirklich auch drinnen was drauf steht? Die Deklaration, sehr fraglich, manchmal. Wir werden getäuscht! Manches muss nicht deklariert sein. Ins Innere hat man oft „keine Einsicht!"

Kleidung: Die Verpackung unserer fleischlichen Hülle/Haut heißt Bekleidung. Viele legen für Kleidung mehr aus, als für Ihr Inneres, für Ihre Gesundheit. „Kleider machen Leute." „Was steckt hinter der „Verpackung?" „Es ist nicht alles Gold, was glänzt!"

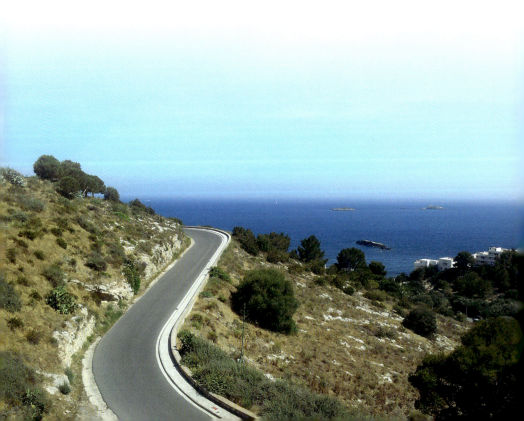

Zum Nachdenken:

Heute haben wir höhere Gebäude und breitere Straßen, aber kürzere Launen und engere Standpunkte.
Wir geben mehr aus, aber genießen weniger.
Wir haben größere Häuser, aber kleinere Familien.
Wir haben mehr Wissen, aber weniger Urteilsvermögen.
Wir haben mehr Medizin, aber weniger Gesundheit.
Wir haben unseren Besitz vervielfacht, aber den Wert reduziert.
Wir reden viel, lieben nur ein wenig und hassen zu sehr.
Wir haben den Mond erreicht und kamen zurück, doch wir tun uns schwer, die Straße zu überqueren, um unseren Nachbarn zu besuchen.
Wir haben das äußere Universum erobert, aber nicht unser Inneres.
Wir haben höhere Einkommen, aber weniger Moral.

Deshalb schlage ich dir von heute an vor: Bewahre nichts für einen speziellen Anlass, weil jeder Tag den du lebst, ein spezieller Anlass ist. Suche nach Wissen, lies mehr, sitze auf deiner Veranda und bewundere was du siehst, ohne deinen Bedürfnissen Aufmerksamkeit zu schenken. Verbringe mehr Freizeit mit deiner Familie und deinen Freunden, iss deine Lieblingsspeise, besuche die Orte, die dir gefallen und wo du dich wohl fühlst. Das Leben ist eine Kette von Momenten der Genüsse, nicht nur des Überlebens. Gebrauche deine kristallenen Gläser, spare dein letztes Parfum nicht auf. Gebrauche es tagtäglich, wenn du dich danach fühlst. Streiche aus deinem Wortschatz Begriffe wie „eines Tages" und „irgendwann". Lass uns den Brief schreiben, den wir schon länger schreiben wollten „eines Tages". Lass uns der Familie und den Freunden sagen, wie sehr wir sie lieben. Verschiebe nichts, was deinem Leben Lachen und Freude bringt. Jeder Tag, jede Stunde, jede Minute ist speziell. Und du weißt nicht, ob es deine Letzte gewesen sein wird.   Quelle unbekannt

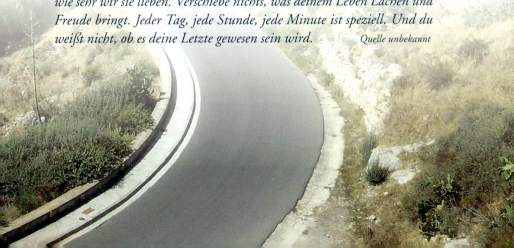

ERFOLGSREGELN IN DER FAMILIE UND AUCH IM BERUFSALLTAG

Stärke bedeutet Ausdauer – solange es dauert, kontinuierlich daran arbeiten, dran bleiben. Durchstehvermögen – Standhaftigkeit macht beständig! Wir haben nur eine Welt, eine Gesundheit, ein Leben (oder mehrere Leben), einen oder mehrere Partner, ein Kind oder mehrere Kinder, Freunde, Regeln und Berufe. Wir haben alle ein „Ablaufdatum". Nutzen wir unsere Zeit!

Wir haben tagtäglich 24 Stunden, 1.440 Minuten bleiben uns jeden Tag dafür, das Beste aus dem Tag zu machen. 86.400 Sekunden von 0.00 Uhr bis 24.00 Uhr und das ganze 365 Tage. Nutzen wir die Zeit! Es macht total Spaß, den täglichen Herausforderungen unseres Lebens entgegen zu schreiten. Lassen Sie sich tagtäglich ein oder wenn es die Gelegenheit dazu gibt, mehrere verrückte Dinge einfallen. Wenn Sie wer einlädt, nehmen Sie die Einladung an. Es ist einfach der Spaß am Leben, der sollte im Vordergrund stehen. Wenn man eine gute Partnerschaft hat, ist alles möglich (bis zu einem gewissen Grad).

Die Familie und Freunde sind Kraft- & Energiequellen

Zu einem erfüllten Leben braucht man in erster Linie die Selbstliebe, eine intakte Familie, Freunde fürs Leben, ein Dach über dem Kopf und finanzielle Sicherheit, also ein Einkommen.

Lernen Sie fürs Leben, es gibt Regeln diese sollten von jedem beachtet werden. Schenken wir unserem Leben keine Beachtung, wird das Leben uns ebenso keine Beachtung schenken. Selbstliebe und Nächstenliebe stehen an oberster Stelle. Sich und den Mitmenschen mit Respekt beggenen, dann geht alles fast von selbst.

Lernen Sie das Alltägliche zu schätzen, freuen Sie sich an Ihrem Leben, dass Sie so eine **liebevolle Familie** haben, jeder Tag ist ein Geschenk, die Familie ist die Tankstelle, erfreuen Sie sich an jeder Kleinigkeit (nette Karte), an der Natur (Ameise), unserer Mutter Erde. Und bitte geben Sie den hohen Stellenwert unseres Lebens den Kindern weiter. Unsere Kinder sind die Zukunft dieser Erde. Jeder von uns ICH, DU, ER, SIE, ES, WIR, IHR, SIE. Sie haben einen großen Einfluss auf unser Erdenleben, gestalten wir es gemeinsam liebevoll, achtsam, respektvoll und teilen Sie das Wissen mit anderen. Arthur Schopenhauer sagte: *„Wir denken selten an das, was wir haben, sondern immer nur an das, was uns fehlt."*

Lernen Sie Ihre Freunde als eine der wichtigsten Personen anzusehen, sie sind eine Ihrer Kraftquellen! Wenn wir die schönsten Tage unseres Lebens aufzählen, immer wird sich die Erinnerung an Freunde und Familie damit verbinden.
Manchmal verspüren wir das Bedürfnis uns an jemanden zu kuscheln, der uns Geborgenheit schenkt. Dann spüren wir, dass die Sorgen sich halbieren und immer kleiner werden. Ein guter Freund ist wie ein Zuhause, das man jederzeit aufsuchen kann. *Quelle unbekannt*

Es ist wichtig, nicht nur eine körperliche Gesundheit zu haben, sondern ein intaktes Familienleben und einen tollen Freundeskreis zu pflegen. Von großer Bedeutung ist die finanzielle Gesundheit. Wir kennen diesen Druck, als Bettinas Krankheit unser Leben total veränderte. Unser ganzes Geld und noch mehr ging für Therapien auf. Wir fingen an, uns nebenbei etwas aufzubauen, von zu Hause aus. Ein wichtiger Aspekt war auch, ich komme wieder unter Leute. Das Beisammensein mit netten Leuten, der Spaß ist wichtig. Einfach aus seinen vier Wänden heraus zu kommen, denn der psychische Druck war für uns/mich enorm. Das Geld hat nie gereicht. Es war schlimm.

LERNEN SIE AN IHREM BERUF SPASS ZU HABEN

Ihren Beruf zu lieben
- Respekt gegenüber Kollegen zu haben und nie über sie schlecht reden
- Einen Beruf finden der Spaß macht, fair bezahlt wird und eine erfüllte Tätigkeit darstellt, die man auch noch in Jahren machen möchte, die Weiterentwicklung (persönlich, finanziell) und eventuelle Aufstiegsmöglichkeiten bietet
- Dass man jeden Tag gerne zur Arbeit geht
- Tolle Kollegen hat (aus denen vielleicht auch Freunde entstehen)
- Ein gutes Arbeitsklima und entspanntes Umfeld, schließlich muss man dort meist 4 - 8 Stunden täglich verbringen
- Eine Firma, auf die man zählen kann und die einen abgesicherten Hintergrund hat
- Spaß zu haben und Menschen kennen zu lernen
- Wenn Sie nicht zufrieden sind, oder einfach ein paar hundert Euro mehr brauchen oder Unabhängigkeit aufbauen wollen, dann suchen Sie sich ein zweites Standbein, eine Nebenbeschäftigung

Sind Sie unzufrieden in Ihrem Beruf?

Bauen Sie ein zweites Standbein auf
In der heutigen Zeit ist keiner abgeneigt, sich etwas dazu zu verdienen, sich ein zweites oder drittes Standbein zu schaffen, nebenberuflich, ohne Risiko versteht sich. Viele haben drei Jobs. Empfehlungsmarketing ist die beste Möglichkeit und wird überall praktiziert.

Empfehlungs-Marketing ist ein Instrument, das der Kundengewinnung dient und durch Mund-zu-Mund Propaganda bzw. Referenzen zufrieden gestellter Kunden erfolgt.

Empfehlungsmarketing ist etwas ganz einfaches, nämlich das was jeder Mensch tagtäglich macht. Jeder hat schon Produkte oder Dienstleistungen, mit denen er zufrieden war, an andere Menschen weiterempfohlen. Zum Beispiel ein gutes Restaurant, eine gute Werkstätte oder ein gutes Produkt. Sie machen Werbung, also Empfehlungsmarketing. Aber haben Sie je dafür Geld bekommen vom Betreiber des Restaurants, vom Inhaber der Werkstätte oder vom Besitzer des Geschäftes? Dieser hat aber durch Ihre Empfehlung „profitiert", mehr Umsatz erzielt, mehr Geld verdient.

Statistiken besagen, dass aus einem zufriedenen Kunden und dessen Empfehlungen mindestens 1.000 weitere Kunden im Laufe der Zeit entstehen.

Man kann sich diesen Job zum Hobby machen, oder einen wahren „Wohl" - Stand" schaffen, jeder wie er möchte. Sie wollen einfach nur selbst und Ihren Freunden etwas Gutes tun und günstiger einkaufen? Es geht. Ganz leicht! Wir müssen natürlich betonen, es kommt immer darauf an, welches Konzept dahinter steckt und wie die Firmenphilosophie ist. Ein gutes und ehrliches Arbeitsklima ist eine große Motivation. *wenn Interesse besteht, Infoquelle im Anhang*

Die Einfachheit bringt es!

So viele machen einen Nebenjob, wo sie nur meist sehr wenig verdienen. Machen Sie einmal einen Schritt und lernen Sie ein faires Konzept kennen, wo Sie mehr verdienen können, wie teilweise in manchen Hauptjobs. Hier geht es einfach darum, wenn man für sich Produkte günstiger einkaufen will und das Gleiche anderen weitergibt, das ist ein faires System. Wenn das die Menschen genau so einfach verstehen und nicht verkomplizieren, dann haben sie wirklich einen Riesenerfolg! Und es ist sehr einfach. Man kann in vielen Ländern tätig sein, aber natürlich nur wenn Sie Lust dazu haben, es gibt keine Beschränkungen, es ist alles möglich. Eigentlich müsste jeder diese Möglichkeit aufgreifen, dann gäbe es keine finanzielle Not.

Im Empfehlungsmarketing wird in der Zukunft ein schnelles Wachstum zu verzeichnen sein. Wollen Sie auch dabei sein? Der Gesundheitsbereich interessiert alle, die Entwicklung ist enorm. Der positive Nebeneffekt, neben gutem Verdienst, ist der Spaß an der Arbeit, sehen Sie es als Hobby. Tolle Freunde! Es ist eine ganz besondere Herausforderung.

Kurz einige Vorteile: Es entstehen tolle Verdienstmöglichkeiten, günstige Einkaufsmöglichkeit – Ersparnis für die ganze Familie, kein Kapitaleinsatz, vererbbar für Kinder, keine Abnahmeverpflichtung, keine vertragliche Verpflichtung, wenig Zeitaufwand, man lernt eine Menge interessanter Menschen kennen oder auch manchmal den idealen Lebenspartner, es ist eine tolle Persönlichkeitsentwicklung. Jeder kann es machen vom Chef, Arzt, Manager bis zur Putzfrau, jeder hat die gleiche Chance. Jeder will gesund, glücklich sein. Ein wahrer Wohlstand ist Lebensqualität pur! Man will Spaß am Leben, Zeit haben, nicht immer im Ausland sein, der ganzen Familie und sich selbst wahre Gesundheit und Wohlbefinden zu ermöglichen. Es ist nicht unbedingt immer das Geld wichtig, sondern das tun zu können, wovon Sie träumen.

Verschiedene Sichtweisen, man kann nur miteinander ein starkes Team werden. Neid hat in unserer Gesellschaft nichts verloren. Firmen können nur einen Riesenerfolg haben, wenn die Mitarbeiter super motiviert sind. Wichtig ist, darauf möchte ich hinweisen, dass nicht immer die Skepsis siegt sondern der Vorteil, der uns Menschen eine gute Zusammenarbeit und Synergieeffekt bringt. Liebe, Beziehungen entwickeln, Spaß, Freiheit…. Halten wir zusammen und arbeiten wir zusammen. Nutzen Sie gute Gelegenheiten! Werden Sie ein Teil davon. Wir freuen uns auf Sie!

*„Wir haben jede Sekunde, jede Stunde, jeden Tag
die Chance unser Leben vollkommen zu ändern –
wir müssen es nur zulassen
und unsere Energie auf die richtigen Ziele fokussieren."* Ursula Bencsics

Wir bringen Gesundheit und Ersparnis ins Haus!

„Wenn Sie genügend anderen Menschen dabei helfen, das zu erreichen was diese Menschen wollen, werden Sie das erreichen, was sie wollen."

Zig Ziglar

Eine einzige Überwindung: „Im Tätigsein, liegt das Ziel!"

Das Konzept muss genial und einfach sein! Menschen gewinnen, sei aktiv und stark (das kann man lernen), sei nett, sei visionär, lächle, höre zu, sei vertrauenswürdig, biete deine Schulter, vermittle Träume, lebe und sei glücklich, sei authentisch, lebe das Gefühl und sei ehrlich begeistert. „Begeisterung steckt alle an."

Sprechen Sie mit den Leuten, nicht was Sie sagen sondern wie Sie es sagen ist entscheidend. Nur 7 % interessiert das Gesagte. Für 93 % der Menschen, liegt die Entscheidung, wie man mit dem Gegenüber umgeht.

Entweder man hat einfach Spaß an der Sache, man will vielleicht nur die Produkte günstiger. Oder man hat einen finanziellen Druck, eine klare Vision, die meisten sind zwar zu Beginn sehr skeptisch. Wenn man die Menschen begleitet, dann wächst alles, die VISION, das zweite Standbein die PRO-VISION, die Persönlichkeit, der Spaßfaktor, mehr Zeit kann man sich erarbeiten und eine wahre Lebensfreude entsteht, eine schöne Arbeit, die man seine „Berufung" nennen kann.

Lebensfreude will man teilen,
Chancen erkennen, Familie und Beruf verbinden! Wenn beide Partner an einem Strang ziehen, ist ein Ziel noch schneller erreichbar! Wahre Begeisterung ist das „Um und Auf". Verborgene Talente kann man entdecken. Sie werden mit Ihrer Begeisterung Berge versetzen. Lassen Sie sich nicht abbringen und sich nicht beeinflussen, der Neid anderer, Nachbarn, Freunde, das ist oft schlimm.

Manche haben einfach wenig Vorstellungskraft. Fangen Sie wieder an zu träumen, es ist erlaubt. Aufgaben mit Freude bewältigen und wachsen.

Beziehungen aufbauen, Brücken bauen

Die ersten 30 Sekunden sind entscheidend: Pünktlichkeit, guter Blickkontakt, Kleidung soll angemessen sein, Entspanntheit, und wichtig ist der Ton. Eine sympathische Ausdrucksweise dazu, das hinterlässt obendrauf noch einen bleibenden Eindruck.

Ich weiß, dass es für manche nicht leicht ist, aber haben Sie Mut Gespräche zu führen, auf Beziehungen einzugehen und diese aufzubauen, es ist einfach schön, wenn man viele Menschen hat, die einen schätzen. Bauen Sie Beziehungen auf, sie können soviel daraus lernen, man lernt sich selbst sehr gut kennen. Das Leben ist eine Lebensschule. Jede Beziehung, jeder Mensch ist eine Bereicherung für mein Leben. Ganz egal in welcher Beziehung. Partnerschaftlich, beruflich, hobbymäßig, aus jeder Begegnung kann man lernen.

„Der höchste Lohn für unsere Bemühungen ist nicht das, was wir dafür bekommen, sondern das, was wir dadurch werden"　　　　　*John Ruskin*

Das ist für mich jeden Tag sehr spannend, das Leben ist ein ewiges Lernen. Lassen wir es zu!
Nur wenn man im Team zusammenarbeitet ist man stark. Wenn man in einer Partnerschaft an einem Strang zieht, das kann sehr motivierend und harmonisch sein. In einer Partnerschaft teilt man sich die Verantwortung, das ist wahre Stärke.

Ein Lächeln ist ein Türöffner!
Die ersten 10 - 30 sec sind entscheidend!

> *"Gedacht heißt nicht immer gesagt,*
> *gesagt heißt nicht immer richtig gehört,*
> *gehört heißt nicht immer richtig verstanden,*
> *verstanden heißt nicht immer einverstanden,*
> *einverstanden heißt nicht immer angewendet,*
> *angewendet heißt noch lange nicht beibehalten."*
>
> Konrad Lorenz

Es wurde von dem Sozialpsychologen Albert Mehrabian im Jahr 1972 ein Experiment durchgeführt: Die starke Wirkung der persönlichen Ausstrahlung 7% Inhalt, 38 % Stimme, 55 % Optik

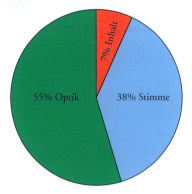

Haben Sie Charisma und Ausstrahlung, ganz egal ob persönlich oder mit dem Telefon. Sie werden gewinnen.

**Je öfter und je mehr ich unter Menschen gehe,
desto besser lerne ich mich kennen.**

Ausbildung heißt für mich Wissen zu vermitteln, um es anwenden zu können und die Persönlichkeit zu sensibilisieren und zu stärken, sagt der Direktor der renommierten Richemont Fachschule in der Schweiz. Bildung muss sich in erster Linie an der Freude und Neugierde orientieren, erst in zweiter Linie an Lehrplänen

- Weniger Pädagogik   –   mehr Begeisterung
- Weniger Probleme   –   mehr Lösungen

- Weniger uniformiert — mehr individualisiert
- Weniger auswendig — mehr inwendig
- Weniger Wissen — mehr Können
- Weniger Sache — mehr Mensch
- Weniger Tatsachen — mehr (offene) Fragen
- Weniger Weltanschauung — mehr Beobachtung
- Weniger Dämmerung — mehr Licht
- Weniger Information — mehr Provokation
- Weniger Harmonie — mehr Spannung
- Weniger Hektik — mehr Rhythmus
- Weniger Theorie — mehr Praxis

Buch: „Ansichten & Einsichten" Walter Boesch

Erfolgsformel

von Franz Schiefer – Nationaler Marketingdirektor. Diese Formel kann man in allen Bereichen des Lebens umsetzen:

A = Aktivität, B = Begeisterung, E = Erfolg, ME = Megaerfolg

b + a = e
kleine Begeisterung + kleine Aktivität = kleiner Erfolg

B + a = e
große Begeisterung + kleine Aktivität = kleiner Erfolg

b + A = e
kleine Begeisterung + große Aktivität = kleiner Erfolg

B + A = ME
große Begeisterung + große Aktivität = MEGAERFOLG

Große BEGEISTERUNG + große AKTIVITÄT = MEGAERFOLG!

In jedem von uns steckt
ein Negativer und ein Positiver,
ein Zweifler und ein Mutiger,
ein Verlierer und ein Sieger,
ein Unterlasser und ein Macher,
ein Pessimist und ein Optimist.
Seien Sie immer bemüht, auf die rechte Seite zu kommen!

Lernen Sie verschiedene Abläufe zu verstehen

Warten Sie nicht solange bis etwas ab-, schief- oder wegläuft. Gewisse Chancen und Situationen bekommt man nur einmal im Leben. Nutzen Sie diese Gelegenheiten. Den tieferen Sinn vom Leben und deren wahren Bedeutungen zu erkennen, das ist die Kunst.

Wenn Ihr Vorstellungsvermögen, Zuversicht, Kraft, Überzeugung, Glaube so groß ist und Sie alles ins Bewusstsein holen und Sie sich alles wirklich wünschen, wird es eintreffen. Sie müssen nur daran festhalten und nicht daran zweifeln. Der Erfolg, der Wohlstand, das Glück wird Realität. Ein gutes Gefühl bringt gute Ergebnisse. Umgekehrt ist es genauso möglich, denkt man nur daran, Misserfolge zu haben, werden Misserfolge herbeigeführt, fühlt man ständig Ängste, Armut ist die Folge.

Tagtäglich kann man durch Kontinuierlichkeit in seine Vorhaben in eine bessere Zukunft gehen. Jeder Mensch hat die Möglichkeit das Unerreichbare zu erreichen. Mit Ausdauer, Geduld und Liebe schafft man jede Aufgabe! Bitte begegnen Sie ALLEM und ALLEN mit guter Energie.

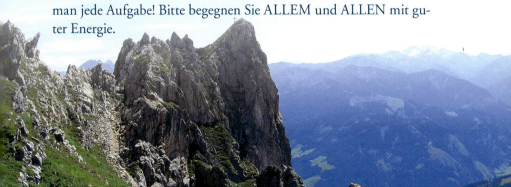

Eine Geschichte: *Ein alter Mann zeigte mir ein leeres Glas und füllte es mit großen Steinen. Danach fragte er mich, ob dieses Glas voll sei. Ich stimmte ihm zu. Er nahm eine Schachtel mit Kieselsteinen aus seiner Tasche und schüttete diese in das Glas. Natürlich rollten sie in die Zwischenräume. Wieder fragte er mich, ob das Glas nun voll sei. Lächelnd sagte ich: Ja. Der Alte seinerseits nahm nun wieder eine Schachtel. Diesmal war es Sand. Er schüttete diesen in das Glas und auch der verteilte sich in den Zwischenräumen. Nun sagte der alte Mann: „Ich möchte, dass du erkennst, dass dieses Glas wie dein Leben ist. Die großen Steine sind die wichtigen Dinge im Leben, wie z.B. deine Liebe, deine Familie und deine Gesundheit, also Dinge, die, wenn alle anderen wegfielen und nur du übrig bleibst, dein Leben immer noch erfüllen würden. Die Kieselsteine sind andere, weniger wichtige Dinge, wie z.B. deine Arbeit, dein Haus, dein Auto. Der Sand symbolisiert die ganz kleinen Dinge im Leben. Wenn du den Sand zuerst in das Glas füllst, bleibt kein Raum mehr für die Kieselsteine und die großen Steine. So ist es auch in deinem Leben. Wenn du all deine Energie für die kleinen Dinge im Leben aufwendest, hast du für die großen Dinge keine mehr. Nimm dir Zeit für deine Liebe und deine Familie, achte auf deine Gesundheit, es wird noch genug Zeit geben für Arbeit, Haushalt usw... Achte zuerst auf die großen Steine, denn sie sind es, die wirklich zählen... Der Rest ist nur Sand."* www.ruckruh.de

Zeitmanagement: faustgroße Steine, Kieselsteine, Sand. Die Moral von der Geschichte: Die erste Regel für Zeitmanagement ist: Lege wichtige große Dinge zuerst hinein. Viele Menschen beginnen mit Sand, lauter Kleinigkeiten und wundern sich, dass sie so wenig am Tag schaffen. Effektives Zeitmanagement bedeutet, zuerst die wichtigen großen Brocken zu planen und die mittleren und kleinen in den Tagesablauf einzubauen. Schreiben einer To-do-Liste ist motivierend. Alles was erledigt ist kann man durchstreichen, nicht „VER-ZETTELN". Wenn die Wohnung mit Post-it voll ist, verliert man wieder die Orientierung (eine Bekannte hat die ganze Küche voll mit Spickzetteln, für mich wäre das Stress pur!).

Führen Sie Gespräche:

Manche Menschen haben Probleme sich auszutauschen, das Gespräch mit anderen zu finden, seien Sie mutig! Nicht jeden ansprechen, das ist sonnenklar.
Gehen Sie durch den Ort, die Stadt und lächeln Sie oder fangen Sie mit verschiedenen Leuten ein Gespräch an, wenn die Gelegenheit passt, trauen Sie sich. Es ist so einfach. Ich hab immer wieder großen Spaß dran. Die größten Ängste der Menschen, einen Fehler zu machen und das Falsche zu sagen, was kann passieren, wenn man dem Gegenüber mit freundlichen Worten begegnet? Viele müssen das Kommunizieren erst lernen.
„Man kann zum Falschen nicht das Richtige sagen und zum Richtigen nicht das Falsche" – Probieren Sie es in kleinen Schritten:
1. In der Warteschlange, wenn jemand wenige Sachen zum Bezahlen hat lassen Sie ihn vor „Wenn Sie möchten, können Sie gerne vor gehen!" Viele sind sehr dankbar darüber, es geht nur um einige Minuten? Und schon haben Sie einen Kontakt!
2. Wenn jemand das gleiche Auto hat wie Sie, und zufällig neben Ihnen parkt, sagen Sie wenn es ehrlich gemeint ist, „Ach ich möchte dieses Auto nicht mehr missen, er geht so gut, sehr bequem usw." Hier ist es mir schon passiert, dass ich so tolle Gespräche erlebt habe. Es ist einfach fantastisch und macht echt Spaß.
3. Wenn sich jemand vor Ihnen anstellt und sich eine Zeitung kauft, gehen Sie dezent auf den Titel ein „In manchen Zeitungen steht auch nichts mehr Gutes drinnen." Meist reden alle wild drauf los.
4. Im Kaffeehaus, wenn jemand neben Ihnen sitzt und bekommt Gespräche mit, kann man sich ruhig dezent einmischen, es darf nur nicht unpassend sein. Immer zuerst mit dem Satz: „Entschuldigen Sie, es gehört sich zwar nicht, dass ich Sie einfach so an spreche, aber hier kann ich Ihnen einen guten Tipp geben…!" beginnen. Überall kommt man ins Gespräch: Beim Einkaufen, in der Warteschlange, auf der Tankstelle, im Kaffeehaus, bei

Veranstaltungen, im Fitnesscenter, bei Hochzeiten, im Tiergarten, im Lift, im Wartezimmer, in der Seilbahn, im Bus, an der Rolltreppe, bei Haltestellen... Immer dezent und freundlich. Der Spaß ist garantiert und man kann viele Menschen kennenlernen.

Grundsätze für Lebensfreude:
1. Wann nicht jetzt wann dann? Nutzen Sie jeden Augenblick.
2. Kommunizieren Sie, gehen Sie auch mit Fremden ins Gespräch, bei Ausflügen, Essen, wenn Sie in der Reihe anstehen müssen, Sie sehen Ihr Gegenüber vielleicht nie wieder!
3. Nutze deine Erfahrung, jedoch Alter ist keine Errungenschaft. Ich bin jetzt mit 50 Jahren fitter wie mit 20 Jahren, trauen Sie sich Ihre Erfahrung zu teilen, es ist so spannend!
4. Aktivitäten setzen, bewegen Sie sich, werden Sie aktiv! Aktivität bringt Erfolg. Leben Sie Ihren Traum.
5. Begeisterung leben/gute Gefühle teilen. Sie werden viele Anhänger haben, Begeisterung Lebensfreude genießen.
6. Ausstrahlung/Charisma, die innere Kraft strahlen lassen! Strahlen Sie die Kraft aus, sie werden andere Menschen motivieren und mit ihrer Kraft anstecken.
7. Freude verteilen! Mit Humor und Gelassenheit durchs Leben gehen. Nehmen Sie sich nicht zu ernst.

„I have a dream" hat Martin Luther King schon 1963 bei seiner legendären Rede in Washington D.C. gesagt, und sich diesen, seinen Traum von niemandem und nichts nehmen lassen.

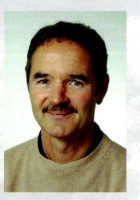

Jeder Mensch hat das Recht auf Träume, von einem besseren, schönerem Leben, von mehr Gesundheit, mehr Lebensqualität usw., und soll sich von niemandem davon abbringen lassen.
In diesem Sinne: findet eure Träume, lasst sie euch nicht stehlen, lebt sie.
Und möge euch dieses Buch dabei helfen!

Dr. Wolfgang Tulzer

*„Die Menschen stolpern gelegentlich über großartige Gelegenheiten,
aber die meisten stehen wieder auf und eilen weiter,
als ob nichts geschehen sei!"* Winston Churchill

*„Einen Vorsprung im Leben hat,
wer da anpackt, wo die anderen erst einmal reden."* John F. Kennedy

Packen Sie es an, wo andere nur davon reden und stolpern Sie nicht über großartige Gelegenheiten, nutzen sie Sie.

Ich lese sehr viel und die Zeilen von Ellen Schreiber aus dem Buch „Kosmische Weisheiten einfach glücklich leben" haben mir sehr gut gefallen: *„Es liegt nicht daran, dass einige bevorzugt sind und mehr Glück haben als andere, sondern lediglich daran, dass einige Menschen das Glück sehen und andere, die es haben, empfinden dies nicht und verschließen vor den positiven Ereignissen in ihrer Umwelt die Augen."* Es geschehen auf dieser Welt mehr positive als negative Ereignisse.

Sagen Sie sich stets: ich liebe mich, ich bin gut, ich hab Energie und Power, ich bin motiviert, ich bin zufrieden, ich bin erfolgreich, oder es geht mir immer besser und besser. Arthur Lassen sein Buch: „Heute ist mein bester Tag", das hat mir persönlich in meiner schwersten Zeit sehr weitergeholfen. Jeden Tag habe ich 10 Minuten gelesen. Gerade wie es mir ganz schlecht ging (damals als unsere Tochter Bettina so krank war) war es noch wertvoller für mich. Das ganze Leben ist ein Lernprozess.

*„Von der Gewalt, die alle Wesen bindet,
befreit der Mensch sich, der sich überwindet!"* Johann Wolfgang von Goethe

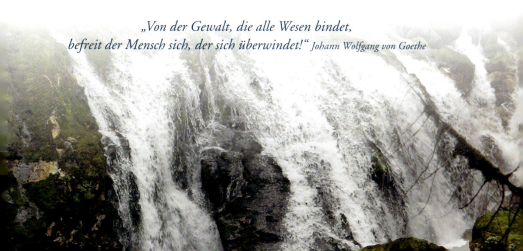

HUMOR/FREUDE/OPTIMISMUS:

„Das Glück ist das Einzige das sich verdoppelt, wenn man es teilt." Mit Humor können Sie Ärger vergessen, Abstand zum Alltag gewinnen, Stress besser bewältigen, Humor stellt sich als Belastungspuffer dar. Humor am Arbeitsplatz bringt gutes Betriebsklima, Gesundheit und Aktivität. Humor im Krankenbereich: Entlastet, bringt Zuversicht und Freude und steigert die Lebensfreude!

„Das Leben beginnt mit einer Zelle doch
bei manchen Strolchen endet es in einer solchen!" *Heinz Erhart*

Warnung vor gesundheitsschädlichen Substanzen:
Wodka und Eis machen die Nieren kaputt. Rum und Eis machen die Leber kaputt. Whisky und Eis machen das Herz kaputt. Gin und Eis machen das Gehirn kaputt. Cola und Eis machen die Zähne kaputt.
Das Eis ist TÖDLICH! Warne alle die du kennst: Sie sollen um Gottes Willen das Eis weglassen! *Quelle unbekannt*

Ein Patient im Krankenhaus hört kurz vor der Narkose den Arzt fragen: „Schwester, sind die Instrumente fertig?" Mit letzter Kraft röchelt der Patient: „Sagt bloß, ihr fangt jetzt noch an zu musizieren?"

Ein Floh gewinnt im Lotto. „Was machst du mit dem vielen Geld?" „Ich kauf` mir einen großen Hund – ganz für mich alleine!"

Lachen ist die beste Medizin!

Nimm dir Zeit zum Lachen – es ist die Musik der Seele. Lachen ist gesund! Gehen Sie regelmäßig in ein Kabarett und lachen Sie aus vollem Herzen. Spaß haben und so richtig herzhaft lachen. Es befreit unendlich. **Kinder** lachen durchschnittlich **400-mal** am Tag. **Erwachsene 20-mal.** Lachen ist wichtig für unsere Gesundheit, es erweitert unsere Gefäße und verbessert einfach dadurch unseren Blutfluss. Sorgen sind oft lächerlich. Sie machen sich Sorgen, lassen Sie die Sorgen hinter sich. Manches von den vielen Sorgen, die wir uns auftischen sind selbst gemacht. Seien Sie zufrieden, freuen Sie sich an den kleinen Schritten, die Sie schaffen. Glück ist das Höchste der Gefühle! Gesundheit ist Wohlbefinden, Sie fühlen sich rundum wohl und haben allen Grund zu lachen.

Lachen bringt Lebensfreude, Gelassenheit, positive Sichtweisen uvm. Trainieren Sie Ihre Lachmuskeln auf Hochtouren, je öfter unsere Lachmuskeln trainiert werden desto leichter kommen Sie wieder in Schwung und das Humorpotential wird gefördert.

- Lachen verbindet, entspannt, schafft Nähe zu Menschen und Distanz zu Problemen.
- Lachen bringt wieder mehr Leichtigkeit ins Leben, der Stoffwechsel wird lachend in Gang gesetzt, die Produktion der wichtigen Glückshormone wird angeregt, das Immunsystem gestärkt.
- Lachen führt zu inneren Frieden und Gelassenheit.
- Lachen ist Bewegung, Atmung, Lebensfreude.
- Lachen fördert die Kreativität und Konzentrationsfähigkeit.

Trainerin: Herta Edtl, 1. Lachclub-Gründerin in Oberösterreich.
Ich war einmal bei einem Lachtraining dabei, es war ein Erlebnis und ich werde es nie wieder vergessen!

Bei einem anderen Seminar haben wir gelernt: Wenn man schlecht drauf ist, sollte man einfach 1 Minute vor dem Spiegel lachen, dann ist die schlechte Laune weg, es wirkt, ich hab`s schon ausprobiert.
Lächle in die Welt und die Welt lächelt zurück.
„Lächle mehr als andere" und du wirst wachsen!

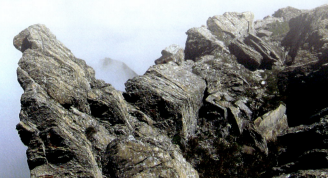

LIEBE: LIEBE IST DAS ALLHEILMITTEL

„Liebe dich selbst, dann können die anderen dich gern haben."
Dr. med. Eckart von Hirschhausen

Liebe und Dankbarkeit: Mit Liebe und Dankbarkeit durchs Leben zu gehen ist unglaublich wichtig. Den Wert, diese Fähigkeit zu entwickeln oder zu haben, können wir oft nicht abschätzen. Wir schieben so einfach Dinge oft auf und schenken ihnen keine Bedeutung. Nimm dir Zeit, zu lieben und geliebt zu werden – es ist der wahre Reichtum des Lebens. Liebe ist die heilsamste Kraft, die es gibt. Ärger und Angst werden durch Liebe aufgelöst. Lieben Sie sich, und die ganze Welt wird Sie lieben. Es ist schwer, ohne Liebe und Anerkennung zu leben. Jede Pflanze, jeder Mensch braucht Sonne, Licht, Wasser und eine gewisse Pflege, er will umsorgt werden. Lieben und achten wir den Nächsten, so wie er ist; kein Mensch ist fehlerlos, jeder ist einzigartig. Wenn Körper, Geist und Seele im Einklang sind, gibt es kaum Probleme. Das Leben lieben lernen. Mit der Zeit schafft man das. Jetzt mache ich alles, was mir Spaß macht. Ich liebe das Leben. Ich habe den Wunsch, allen Menschen diese Botschaft weiterzugeben. Je mehr Liebe dem Menschen im Laufe eines Lebens zugeführt wird, desto mehr Geduld bringt er für andere auf. Mein Mann gab mir die Kraft und ließ mir die Freiheit, die ich benötigte. Er steht mir überall zur Seite, er gab mir die Chance, alle Möglichkeiten auszuschöpfen und redet mir immer gut zu.

Mit viel Liebe, Verständnis, Vertrauen, Harmonie und inneren Frieden und positiver Lebenseinstellung und Konsequenz, haben wir es letztendlich geschafft, dass es unserer Tochter Bettina traumhaft geht. Schaffen auch Sie sich schöne GEFÜHLE, sie können BERGE versetzen! Das Leben ist zu schön, um es zu vergeuden. Seien Sie wie ein Kind, welches das Gehen lernt: Wenn es dabei hinfällt, bleibt es nicht am Boden liegen, es steht immer auf und lässt sich von neuen Versuchen nicht abhalten.

Unser Leitspruch war und ist: Fange niemals an aufzuhören und höre niemals auf anzufangen!
Brigitte und Günther Lang

Sein eigenes Wissen, seinen „Horizont", tagtäglich zu erweitern, ist unglaublich spannend.

Es gibt vier Lern-Hindernisse:
1. Nicht zu sagen, was wir denken.
2. Nicht zu tun, was wir sagen.
3. Nicht zu sehen, was wir tun.
4. Nicht zu erkennen, was wir sehen.

ALLES MIT MASS UND ZIEL!
ÜBERFLUSS AN MATERIE

Das Shoppen, ist eines der Lieblingsbeschäftigungen vieler Menschen geworden, die Einkaufscenter sind voll von Einkaufswütigen. Manche brauchen diesen Kick, das viele als Belohnung sehen, jede Woche! Manchmal gerät auch alles außer Kontrolle.

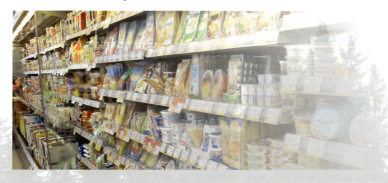

Schulden werden aufgebaut. Der Kleiderkasten füllt sich, Hauptsache man hat es gekauft, vieles wird nicht mal ausgepackt. Oder Dekorationsmaterial über Dekorationsmaterial, für die ganze Wohnung, es türmt sich in den Kästen. Es herrscht ebenso eine Überproduktion an Lebensmittel usw. „Wir haben einen unchristlichen Lebenswandel!?" Man braucht so vieles aber nicht wirklich. In unserer schnelllebigen Zeit, der schnellen Entwicklung vereinsamt unsere Gesellschaft. Durch den Fortschritt bleibt auch so manches auf der Strecke. Das Persönliche. In großen Geschäften ist man stellenweise nur mehr eine Nummer?

Die Entwicklung unserer Zeit bringt auf vielen Ebenen eine derartige REIZüberFLUTung. Der goldene Mittelweg wäre optimal. Manche kommen gar nicht mehr zur Ruhe. Respekt gegenüber jeden Menschen wäre angebracht, doch manche haben das nicht gelernt, schade. Unsere Jugend ist manchmal schon respektlos und unzufrieden.

Es beginnt schon in jungen Jahren!

Unsere Kinder sind gereizt!
Wenn wir Kinder beobachten, sie haben oft zu viel *Spielzeug*. Materielle Belohnungen sind gang und gebe, wo die Kreativität nicht mehr gefordert ist. Sie müssen nicht mehr viel nachdenken, viele Kinder und Jugendliche, brauchen zu Hause nicht mitarbeiten. Anfänglich kann es schon sein, dass Kinder solche Dinge nicht wollen, es „uncool" finden, wenn man bei den Eltern mithilft. Motivieren Sie Ihre Kinder! Machen Sie etwas um die Wette, wer schneller ist, es am Besten oder Schönsten macht. Lassen Sie Ihre Kinder auch oft gewinnen. Aber auch verlieren, müssen sie lernen, beides ist wichtig um im Leben weiter zu kommen. Es macht z.B. Spaß miteinander zu kochen, den Abwasch zu erledigen, kehren, gemeinsam putzen, kleine Aufgaben erledigen, mal Rasenmähen, wenn die Kinder größer sind, Gartenarbeiten – ein eigenes Beet zu gestalten, Holzarbeiten übernehmen, Blumen spritzen, gehen Sie auch mal bei Regenwetter mit ihren Kindern raus, macht ehrlich großen Spaß! Nachzugeben wenn Jugendliche/Kinder sagen „Das will ich nicht machen." Das ist einer

der größten Fehler, wenn sie wenig herangezogen werden zu Tätigkeiten, wird Langeweile entstehen! Das fällt den Kindern im Erwachsenenleben leider auf den Kopf. Erklären Sie, wenn keine Mithilfe passiert, dass auch das Zimmer des Kindes nicht mehr aufgeräumt wird und das geliebte T-Shirt und Hosen nicht mehr gewaschen und gebügelt werden. Schnell werden sie umdenken. Irgendetwas was sie gern haben, muss gestrichen werden, das Faulsein soll Konsequenzen haben. Es geht im Leben nur mit Zusammenhalt. Gestalten Sie einen Plan. Alle Familienmitglieder miteinbeziehen. Jeder „soll", „darf" und „muss" kleine Arbeiten übernehmen. Bei Langeweile kann viel Blödsinn entstehen.

Manche Jugendliche randalieren auf der Straße, fallen in der Schule auf oder landen sogar bewusstlos im Krankenhaus. Alkoholkonsumierende Jugendliche werden immer mehr zum Thema in den Medien. Und die Zahlen über den Missbrauch von Alkohol bei Kindern und Jugendlichen sprechen eine eindeutige Sprache: 41 Prozent der 15-jährigen Burschen und 32 Prozent der Mädchen trinken regelmäßig. Ein Grund, warum sich Jugendliche „niedersaufen" sei „Langeweile", außerdem sei Alkoholkonsum „schick". Auch die Seele braucht „Nahrung", braucht Liebe, Aufmerksamkeit, Wertschätzung; Nähe, Wärme, Heimat.

Quelle: 2012 Harti Media

Manche wandern fast in den Knast oder kommen oft in Heime, für schwer erziehbare Kinder, wegen Drogen, Diebstahl, Schlägereien, Alkohol. Sie wollen einfach nur Aufmerksamkeit, „Auffallen". Leben in den Tag hinein, gehen tagweise nicht in die Schule, kümmern sich um nichts. Bei den Drogen gibt es die große Gefahr! K.O.-Tropfen die in geringer Dosis stimulierend und enthemmend, in höherer Dosis betäubend und einschläfernd wirken. Eine Überdosis kann zum Tod führen! In Discos, Bars oder auf Feste keine Getränke stehen lassen! Bitte stöbern Sie unter *www.kotropfen.net*

Die Eltern sind oft das Letzte? Manche Eltern leiden dann unter dem Verhalten der Jugendlichen, sie haben es einfach übersehen, rechtzeitig stopp zu sagen. „Bis zu einem gewissen Grad kann man Kindern eine Freiheit lassen, doch Grenzen aufzuzeigen, um fürs Leben zu lernen, ist wichtig. Kinder brauchen einfach Regeln und an die müssen sie sich halten. Heutzutage haben die Kinder einfach „keinen Bock" auf Arbeit, „chillen" – „hängen nur rum", Schimpfwörter wie „Weicheier", „voll behindert", „Scheißarbeit" gehören zu ihrem Wortschatz. Kinder und Jugendliche müssen konsequent durch das Leben geführt werden, sonst kann keine Motivation fürs spätere Privat- und Berufsleben entstehen.

Die „Null Bock Generation",

es gibt schon so viele Jugendliche, die gar nichts mehr arbeiten wollen und nur mehr Theoretiker sind. Sie haben keine Ziele! Unsere Jugendlichen leben das aus, was ihnen vorgesetzt wird. Von uns wurde schon mehrmals beobachtet, dass Eltern die Kinder ins Gasthaus mitnehmen, feiern, selbst einen über den Durst trinken und dann haben sie für die Kinder keine Geduld mehr, sie müssen ruhig sitzen bleiben, leise sein, „den Eltern nicht auf den Nerv gehen". Es ist zeitweise traurig, wie es in manchen Familien abläuft. Hier könnte man viele Ausführungen machen. Alleine was wir erlebt haben, durch unsere vielen Kontakte. Bei Elternteilen besteht oft kein Verständnis, kommen mit verschiedenen Situationen nicht klar und wer muss es büßen, die Kinder. Ein Partner, ob Mutter oder Vater, hat immer die Arbeit. Meist gehen die Herren oder auch die Damen lieber ins Gasthaus zum Stammtisch, um den Blödsinn daheim nicht mitansehen oder mithelfen zu müssen. So haben es einige berichtet, die mit uns oft gesprochen haben, dessen Kinder immer verbunden werden mussten wegen den starken Hauterscheinungen. Sie brauchen eine intensive Pflege. Sie sehen, nicht nur Kinder haben „Null Bock" auch Eltern, sind ab und zu nicht gut drauf.

Etwas zum Lachen:
Zwei Ziegen treffen sich, fragt die eine die andere:
„Kommst du mit in die Disco?" „Nein" sagt die andere,
„Ich habe keinen Bock!"

Jugendliche sind zuviel alleine, mit Handy, Computer und Fernsehen. Sie sitzen bis zur „Bewusstlosigkeit" bis spät nachts dabei und verlernen so das Kommunizieren mit den Freunden. Sie sind gereizt, haben Stress, und nennen den Computer „einen Freund". Jugendliche schreiben sich nur mehr SMS, E-Mail, chatten oder skypen. Die Gestik, die Berührungen, der enge, körperliche- und Augenkontakt, finden nicht statt. Im wahrsten Sinne des Wortes. Es gibt keine Gefühle mehr, manche lässt alles eiskalt. Die Jugendlichen werden teilweise extrem aggressiv und brutal, eine Katastrophe.

Eine interessante Erfahrung durfte ich machen. In den Sommerferien werden bei uns Aktionen für Kinder gestartet. „Eine Führung durch die Natur" hieß es, mit Schulkindern. Ich war als Begleitperson mit dabei. Ich kann Ihnen sagen, manche können den Wald nicht riechen? Die Getreidesorten-Hafer-Gerste-Weizen oder einen Fliegenpilz nicht erkennen. Viele wissen nicht, dass man aus Getreide Mehl macht. Diese Führung war für mich echt eine Bereicherung und mir wurde wieder mal klar wie wichtig es ist, unseren Kindern doch den Bezug zur Natur näher zu bringen. Noch dazu war diese Führung bei uns auf dem Land eigentlich traurig. Tannenzapfen waren den Kindern fremd. Dass Waldameisen größer sind als normale, wieso ein Specht an gewissen Bäumen klopft? uvm. Das war den Schülern ein Fremdwort.

Nichts ist soviel wert, wie unsere Gesundheit!

Topaktuelle Kleidung, Markenzwang in der Schule, ein schönes Auto, sicher wir haben auch eines, aber sein muss es nicht, es würde auch ein Kleineres genügen. Wenn es möglich ist und jeden geht es gut, dann ist es schon in Ordnung, aber – zuerst, kommt die Gesundheit, das ist das Wichtigste! Unser Körper ist entscheidend für unser Wohlbefinden, wir haben nur einen Körper und nur eine Gesundheit. Kein Swimmingpool, kein Teich, kein neues Auto/Kosten 20.000 - 50.000 Euro, nach oben sind keine Grenzen gesetzt, keine neue Einrichtung, wenn es nur ein Raum ist, Wintergarten, ein Swimmingpool kostet bei 5.000 - 30.000 Euro, keine neue Stiege, kein neuer Zaun, keine neue Gartengestaltung, kein Dekorationsmaterial. Nichts ist soviel wert, wie unsere Gesundheit. Doch seien wir mal ehrlich, steht die Gesundheit wirklich stets an erster Stelle? Ganz häufig ist unser Wohlbefinden zweitrangig! Wir haben und besitzen zwar alles und manche wollen immer mehr und mehr. Diese Menschen bekommen nicht genug, das Bewusstsein, ist phasenweise nicht vorhanden.

Alles andere, ist mehr wert. Viele Ausreden halten wir uns parat, um Ausgaben für unsere Gesundheit zu umgehen. Der Körper muss einfach von selbst funktionieren. Am Bewusstsein muss noch viel Arbeit geleistet werden.

Leider höre ich immer wieder bei den Vorträgen: „Das kann ich mir nicht leisten." Oft geht es nur um 30 - 70 Euro im Monat. (Wir haben in manchen Monaten für unsere Tochter Bettina 2.000 Euro ausgeben müssen, sicher war Bettina, ein ganz schlimmer und spezieller Fall.) Nicht selten heißt es: „Das Wohnzimmer brauchen wir jetzt schon ganz dringend." „Wir müssen uns jetzt ein neues Auto kaufen", „der Zaun ist kaputt", „der Teich". usw. Wenn man nicht den Drang hat, immer wieder etwas Neues zu brauchen, ist man sicher glücklicher. Ich mache nur, das was mir Spaß macht, ich hab einen Job, den ich liebe, umgebe mich mit Leuten, die ich gerne habe, beruflich wie privat. Die ganzen Zwänge machen nur unzufrieden. Sicher in der Zeit wo ich mein Buch geschrieben habe, ist einiges zu kurz gekommen (der Schlaf), aber dafür habe ich mit Leib und Seele geschrieben. Alles, was man mit Spaß macht, tut der Seele gut. Es liegt mir einfach am Herzen, dass es allen besser geht.

Ob die Tipps jetzt oder irgendwann angenommen werden
oder nicht, das will und kann ich nicht beeinflussen.
Es ist jeder selbst aufgefordert,
Selbstverantwortung zu übernehmen.
Jeder hat es in der Hand.

Diese Zeilen entstanden exakt um 22.30 Uhr nachts. Und in Gedanken war ich bei den Menschen da draußen, das wirklich jeder den Wert des Lebens erkennt und nicht erst Krankheit verspüren muss, so wie es in unserer Familie mehrmals vorkam. Wahre Gesundheit erleben, ist das Schönste auf Erden! Dazu gehört natürlich nicht nur den Körper zu schätzen sondern, „den alten Ballast abzuwerfen". Das befreit! Nicht immer ist man in der Stimmung alles auszusortieren und aufzuräumen, aber es bringt ein gutes Gefühl.

ENTRÜMPELN / BALLAST ABWERFEN / ALTEN KRAM WEG / CHAOS ORDNEN

Abstauben und Schmutz entfernen ist und glauben Sie mir „Balsam für die Seele". Ordnung in der Wohnung bringt Ordnung in Ihr Leben. Viele Menschen fühlen sich nicht wohl, wenn sie Besuch abstatten möchten oder müssen. Wenn bei wem enorme Unordnung oder Chaos herrscht – versuchen Sie stets ein paar Dinge aus dem Weg zu räumen, das sollte das Ziel sein. Manche sagen sich, wenn der Partner nicht wegräumt, dann mach ich es auch nicht. Das ist aber auch keine Lösung. Was ist, wenn Kinder in einer solchen Partnerschaft geboren werden, sie sehen diese Unordnung und glauben für immer und ewig das gehört zum Leben. Wir Eltern sind die Vorbilder unserer Kinder.

„Ordnung ist das halbe Leben - woraus mag die andere Hälfte bestehen?"   *Heinrich Böll*

Unerledigte Dinge, nicht Aufräumen, schwächen uns in Wirklichkeit. Viele geben es nicht zu aber es ist so. Auch unerledigte Gespräche, das ewige Hinunterschlucken, „drückt" auf unser Seelenleben. Verschieben Sie nichts auf später. Alles schnell in den Kasten reinschmeißen und fertig ist nicht die Lösung, es ist die Unordnung im Kasten, es sollte Ordnung herrschen, sonst ist auch im Körper keine Ordnung. Suchen, steht sicher sonst manchmal an der Tagesordnung. Das muss alles nicht sein. Verletzte Worte nicht mehr verwenden. Alles rauslassen, aber sachte. Streit schlichten und Unstimmigkeiten bereinigen und Versöhnungen tun gut. Weiters Ordnung in der Wohnung ist ein Segen fürs inneres „Wohnbefinden" und für eine gut funktionierende Partnerschaft.

Alles was Sie nicht glücklich macht, ist Ballast. Lassen Sie los.

„Die Kunst eines erfüllten Lebens ist die Kunst des Lassens: zulassen – weglassen – loslassen."
Ernst Ferstl

Als wir vor vielen Jahren mit unserer Tochter eine Therapie begannen, hieß es Bettina soll verschiedene Symbole aufzeichnen. Die Therapeutin las daraus viel über das psychische Befinden Bettinas. An den Symbolen, die in der Zeichnung auf bestimmte Weise angeordnet sind, kann man einiges erkennen. Dabei steht das Dreieck für das geistige Streben, das Quadrat für die Bodenständigkeit und der Kreis für das Sein, die Harmonie. Die Art, wie die Symbole ineinander gezeichnet sind, zeigt, welche Bereiche besonders ausgeprägt waren.

Bei Bettina war das Dreieck (geistiges Streben) an erster Stelle; das Quadrat (die Bodenständigkeit) stand an zweiter Stelle, und der Kreis (Sein, innere Harmonie) war an dritter Position. Weiters wurde mir erklärt, dass unser Körper sich wie ein Haus bzw. eine Wohnung zusammensetzt. So, wie wir mit unserer Person umgehen, sieht es auch in unseren Räumen aus. Ordentlich oder unordentlich. Die einzelnen Bereiche verraten sehr viel über unsere Persönlichkeit. Derjenige, bei dem immer nur Unordnung herrscht, bei dem ist auch alles andere in Unordnung", er fühlt sich in irgendeiner Weise nicht wohl. Wo und an was es aber mangelt, muss jeder für sich selbst heraus finden.

Wie man sich fühlt kann man mit verschiedenen Dingen feststellen.

Das Haus	das Ich, meine gesamte Persönlichkeit, Ego
Gartenzaun	Abgrenzung/Haut/Schutz
Wohnzimmer	privater Lebensraum
Bad	seelische Sauberkeit, Überblick über alles
WC	karmische Belastung – früheres Leben, das eigene Thema
Küche	Wünsche/Erfüllung
Keller	Unterbewusstsein, was uns nicht bewusst ist
Dachboden	höheres Bewusstsein, Kontakt mit der Seele

Entrümpeln Sie Ihr Leben. „Wir haben alles in Hülle und Fülle." Früher haben wir auch alles aufgehoben, alte Stoffe, Bettwäsche, Handtücher, Geschirrtücher für schlechte Zeiten, meine Mutter hat leider den Krieg miterleben müssen. In dieser Situation ist es verständlich! Weiters werden alte Zeitungen stapelweise aufgehoben, Kochhefte, alte Kleidung, Schuhe. Wolle, Dekorationsmaterial, Papier, Plastikbehälter in jeder Variation, Putzlappen, viele Dinge werden gar nicht verwendet, wir „sammeln" und heben alles auf, vom Keller, Garage bis zum Dachboden. Alles was man nicht mehr braucht, bitte für einen guten Zweck spenden! Beginnen Sie im Bad oder in der Schublade. Wir haben im Bad begonnen, ganz klar, wir hatten schon so viele Pflegeprodukte über die Jahre hinweg probiert, das alles mal raus musste, was nicht half. Alle Pflegeprodukte wurden entsorgt, Probepackungen ausgeräumt und alles fein säuberlich geputzt. Aufräumen bringt eine gute Energie, „Erleichterung". Alte Bilder, unnützes Zeug, Stofftiere usw… einem Kindergarten oder SOS Kinderdorf verschenken. Auf einem Flohmarkt oder Basar alles verkaufen, ins „ebay" stellen, auf „will haben" oder bei sozialen Einrichtungen unterbringen. Je mehr wir uns von alten Sachen trennen, je wohler fühlen wir uns. Andere können es sicher brauchen?! Kaufen Sie nicht jede Lektüre, leihen Sie sich öfters aus der Bibliothek etwas aus. Nähen oder reparieren Sie Kleidungsstücke oder entsorgen Sie verschiedene Dinge nicht gleich, man kann sie weitergeben.

Besuchen Sie auch nicht jedes Seminar oder jeden Vortrag, den Sie lesen, Sie stressen sich damit, setzen Sie lieber wichtige Dinge im Leben um. Praktizieren Sie gute Tipps und probieren Sie es aus. Manche laufen von einem Gesundheitsvortrag zum anderen und ändern nichts in Ihrem Leben. Das ist keine richtige Vorgehensweise. Es bringt Ihnen nichts. Wenn Sie schon Vorträge besuchen, dann aus wahren Erlebnissen, Erfahrungsberichten, das Beste vom Inhalt heraussuchen, und tatsächlich umsetzen, was für Ihr Gefühl das Beste ist. Sie werden begeistert sein. Leben Sie das Gehörte. Die Erfahrungen sind phänomenal. Manche Menschen gehen vom Vortrag raus, und machen sich gute Vorsätze. „Ab morgen, probiere ich das auch", heißt es oft und doch bleibt es bei dem, „ab morgen", und alles bleibt beim „Alten".

Wir genießen nach Außen alle einen gewissen Komfort, doch unser Körper kommt zu kurz. Man kann bei manchen Menschen sagen: „Zeig mir deine Wohnung und ich sag dir wer du bist!" Genau das Gleiche gilt für die Ernährung: „Zeig mir deine Küche und ich sag dir, wie du dich fühlst." Anhand der Lebens- und Nahrungsmittel kann man den Menschen gut einordnen. In Balance zu leben, das ist das Ziel. Nachdem wir 90 % in unseren Häusern verbringen, ist es wichtig, Ausgleich zu schaffen. Freizeitbeschäftigungen werden sehr viel „in geschlossenen Räumen" ausgeführt. Viele Menschen und vor allem Jugendliche verbringen sehr viel Freizeit drinnen. Das Fernsehen ist die liebste Beschäftigung, und wir „füllen" uns dabei mit Süßigkeiten und verschiedenen Snacks. Anschließend „fallen" wir ins Bett.

Nicht nur wir „fallen um" oder sind gespalten, auch unsere Natur „fällt um", ist gespalten und es passieren Eskalationen auf allen Ebenen. Partner werden gewechselt – Pflanzen „versetzt"/importiert – Bäche versetzt – Straßen in den Bergen gebaut, diese reichen oft bis kurz vor dem „Gipfel" – Hänge rutschen – Unwetter überschwemmen Dörfer. Unnatürliche Eingriffe in unsere Natur bringen uns in der Gegenwart und Zukunft große und ungewollte Veränderungen. Die wahre Kunst ist, so natürlich wie möglich und im Jetzt zu leben.

Kinder kennen weder Vergangenheit noch Zukunft und, was uns Erwachsenen kaum passiert, sie genießen die Gegenwart.
Jean de la Bruyère

Wir sind dem nicht ausgeliefert, wir können alle etwas tun! Selbst und ständig.
Tun: Tag und Nacht ein paar Punkte beherzigen: Lieben – unsere Aura schützen – alles zum Ausdruck bringen – Regeneration – von Ballast trennen – entgiften – guten Schlaf genießen – entspannen – Humor – Motivation – Meditation – Glaube – schöne Musik berieselt – Schritt für Schritt schlechte Lebensgewohnheiten verbessern – Lebensfreude genießen.

„Den Menschen fehlt nicht die Kraft. Es fehlt ihnen der Wille."
Victor Hugo

„Alle Dinge werden zu einer Quelle der Lust, wenn man sie liebt."
Thomas von Aqiun

Worauf man sich konzentriert, das wächst! Es ist genau so einfach oder so schwierig wie man etwas selbst sieht. Die Sichtweise ist entscheidend, eine weise Sicht zu entwickeln, bringt uns in unserem Leben ein Stück weiter.

Lebensfreude und Glücksmomente schaffen

Gesundheit ist Lebensfreude
Die Zeit heilt viele Wunden. Schenken wir uns mehr Vertrauen, dann schafft man ein inneres Gleichgewicht. Selbstvertrauen. Ich praktiziere es tagtäglich. Es kann und darf auch einmal sein, Schwäche zu zeigen, alles ist erlaubt. Jeden Tag sich zu bemühen, zahlt sich aus. Halten Sie sich immer eines vor Augen: *„Geben Sie jeden Tag die Chance, das es der Schönste Ihres Lebens wird."* Mark Twain

„Wenn man Wertschätzung erlebt und den Sinn des Lebens gefunden hat, zählt nur mehr die wahre Lebensfreude. Die meisten Leute planen ihre Ferien besser als ihr Leben." Mary Kay Ash

Die wahre Lebensfreude in privater und beruflicher Hinsicht bringt Erfolg auf allen Ebenen. Den Sinn des Lebens finden. Als wir mit Bettina Tag und Nacht beschäftigt waren, motivierte mich mein Mann immer wieder: „Geh doch in einen Malkurs", oder „Besuche eine gute Freundin", „Mach einen Stadtbummel", das bestärkte mich sehr. Einen so verständnisvollen Mann, hat nicht jede Frau, ich war sehr dankbar dafür! Verschiedene Unternehmungen brachten mich wirklich auf andere Gedanken. Die Belastungen in jeder Hinsicht, raubten mir meine Nerven, ich war damals ziemlich am Ende. Schritt für Schritt kamen wir zu mehr Lebensqualität. Tagtäglich etwas unternehmen, Prioritäten setzen, Aufgaben nachgehen, die einem Spaß machen. Das lenkt ab und macht den Kopf frei. Und wenn es nur Kleinigkeiten sind.

Bringen Sie Farbe ins Leben, freundliche Farben für die Kleidung wählen! Jede Farbe bringt uns in eine andere Stimmung, seien Sie mutig! Leben Sie und steigern Sie Ihren Spaßfaktor. Viele Menschen sind sich dessen nicht bewusst, welche Qualitäten und Fähigkeiten sie besitzen. Sorgen Sie für Ausgeglichenheit aller Lebensbereiche und probieren Sie, um kurzfristig gute Stimmung zu bekommen, eine Möglichkeit ist singen, pfeifen oder summen. Probieren Sie es mal im Auto aus – es muss ja keiner zuhören – bei mir würden alle fluchtartig den Raum verlassen. Auch gut ist ein schönes erfülltes Hobby, wieder einmal zu pflegen. Weitere Möglichkeiten und Denkanstöße: Tagebuch schreiben. Es macht viel Spaß seiner Routine zu entfliehen und seine Komfortzone zu verlassen! Kontakte zu Menschen, gute Freunde, Zeit mit der Familie und den eigenen Kindern sind langfristig und für ein erfülltes Leben wichtiger als alle anderen Titel und Karriereleitern zusammen. Das heißt aber nicht, auf Karriere zu verzichten.

Und zum Schluss: Bei allen großen Zielen und echten Veränderungsprozessen gelten folgende Faustregeln:
- Langsam
- Schritt für Schritt
- Keinen Schritt überspringen
- Helfer und Menschen suchen, die einem immer ihr Ziel vor Augen halten, dass Sie vom Weg nicht abkommen und für Unterstützung sorgen.

Und öfter mal **DANKE** sagen!
Leider lässt sich eine wahrhafte Dankbarkeit mit Worten nicht ausdrücken. Zitat von Ralph W. Emerson: *„Erfolg heißt: Oft und viel lachen; die Achtung intelligenter Menschen und die Zuneigung von Kindern gewinnen; die Anerkennung aufrichtiger Kritiker und den Verrat falscher Freunde ertragen; Schönheit bewundern, in anderen das Beste finden; die Welt ein wenig besser verlassen, ob durch ein Kind, ein Stückchen Garten oder einen kleinen Beitrag zur Verbesserung der Gesellschaft; wissen, dass wenigstens das Leben eines anderen Menschen leichter war, weil du gelebt hast. Das bedeutet, nicht umsonst gelebt zu haben."*

„Mit Humor, Lebensfreude, richtiger Begeisterung, keinen Zweifel, Zufriedenheit, einfach positiv eingestellt sein, so kann man viele Menschen rund um sich anstecken. Stecken auch Sie jeden Tag ein paar Menschen mit Ihrer guten Laune an! Darum beginnen Sie gleich heute, lieben Sie sich selbst, dann können Sie von ganzem Herzen alles weitergeben und Sie sehen alles gelassen."

Roland Betz, Italien

FREIE FAHRT FÜR ALLE SUBSTANZEN VON KOPF BIS FUSS, FÜR DIE „WA(H)RE XUNDHEIT!"

Das ist alles, was wir uns in Form von flüssiger und fester Nahrung zuführen. Es beeinflusst unsere Zonen, unsere Körperteile, unsere Gefäße, unsere Mitte, unser Energiefeld – Aura genannt, nur wir Menschen können darauf achten, alles in Fluss zu halten und nichts einzuengen.

„Verankerungen" im Körper und Reflexzonen von Kopf bis Fuß

Synergistisch kann man den Körper vielfach betrachten: Es ist eine Menge bekannt: Hier gibt es überall viele Spezialisten. Meist ist es ganz leicht zu erkennen, wenn wir in unseren Körper reinspüren.
Verschiedene interessante Erfahrungen durch Ausbildungen, der letzten 25 Jahre im Gesundheitsbereich, zu bemerken ist, dass es in allen Bereichen Spezialisten gibt!
Ohrakupunktur, das Ohr hat z.B. die Form eines Embrios – hier spiegelt sich der ganze Körper, als kleines Mädchen bekommt man meist Ohrringe verpasst, heute wird in vielen Zonen ein Flinserl gestochen oder ein Pircing, Nervenbahnen können durchtrennt werden; Das Ohr hat auch die Form der Niere, in der TCM wird das sehr stark beachtet (d.h. die Niere hat immer mit dem Ohr zu tun, das geht mir auf die Nieren, ich kann es nicht mehr hören!). Psychische Sichtweise beachten. Alleine am Ohr sind 400 Akupunkturrezeptoren, Ohren ausstreifen wirkt Wunder, das aktiviert alle Reflexzonen weiß man aus der Kinesiologie.

Zungendiagnostik, wo wir für uns selbst nur süß, sauer, bitter oder salzig spüren, ein Zungendiagnostiker kann vieles von der Zunge ablesen.

Irisdiagnostik, im Auge sieht man – geplatzte Adern, feine Äderchen die sich durchs Auge ziehen oder einen leichten Film über dem Auge, alles sagt etwas aus, Ihr Spezialist weiß Bescheid.

Antlitzdiagnose, man kann vieles aus den Gesichtern lesen, Schattierungen, die Tiefe der Falten usw… es ist alles aussagekräftig.

Hand, ist sehr ähnlich wie der Fuß in drei Zonen aufgebaut. An den Fingerspitzen haben wir auf einen Quadratzentimeter 240 Rezeptoren, Verliebte streicheln sich 38,9-mal pro Tag. Wir fühlen uns wohl.

Wirbelsäule zeigt den ganzen Körper auf, Halswirbeln – Oberer Bereich des Körpers, Brustwirbeln – Mitte des Körpers, Lendenwirbeln – unterer Bereich des Körpers.

Nase, **große Zehe** und das **Gesicht**, überall spiegelt sich der Körper in Form von Akupunkturpunkten und den Körperbereichen wider.

Dickdarm mit seiner aufsteigenden, querliegenden, absteigenden Lage hat eine genaue Einteilung, er ist ebenso in Zonen eingeteilt.

Fußsohle hier sind alle Körperzonen verankert. Bei den Zehen vorne ist der Kopf- und Brustbereich; in der Mitte der Fußsohle – ist die Mitte des Körpers; die Ferse beinhaltet alles was wir unseren Unterleib lennen;

Barfuß gehen oder Laufen ist eine der effizientesten, einfachsten und sinnvollsten Methoden, um dem Gehirn neue Inputs zu geben.

Hans Meirhofer

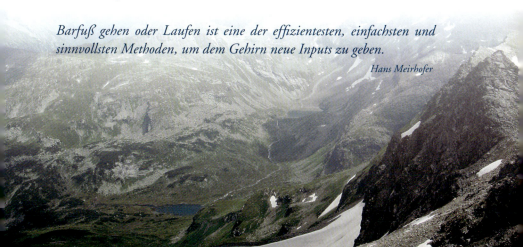

Keine zu enge Kleidung von Kopf bis Fuß:

„Enger Schnüren" oder um etwas „Einzuschnüren": ist nicht anzuraten: kleine Ringe; zu enge Kleidung; zu enge Gürtel und Hosen; Bündel bei Socken. Weiters zu feste Haarreifen und -bänder; bestimmte eintönige Körperhaltungen und Stellungen, wie verschränkte Füße, langes Bücken, hohe Stöckelschuhe, behindern den Energiefluss.

Unsere Füße

möchte ich extra noch einmal anführen: Sie bringen uns den „Halt" in unserem Leben. Es heißt: „10.000 Schritte täglich sollst du tun und dann ruhen", und es kostet gar nichts, unsere Füße sind ein günstiges Fortbewegungsmittel! Die wichtigste Energie ist die Erbenergie, haben wir in unserer Fußreflexzonenausbildung gelernt. Niere 1 befindet sich in der Mitte der Fußsohle. Sind wir sehr hart zu unserer Umgebung, kann sich alles in uns verhärten und verfestigen, davon bin ich überzeugt. Es kann sich nichts so leicht lösen. Kritiksucht und viele Charactereigenschaften kommen zu uns retour wie ein Bumerang, es macht uns krank. Es können genau dort an den Stellen, wo man Organ spezifisch geschwächt ist, Verhärtungen oder Schwellungen auftauchen, so kann man rückschließen, auf einen defizitären Körperteil. Das Gleiche gilt an den Handflächen.

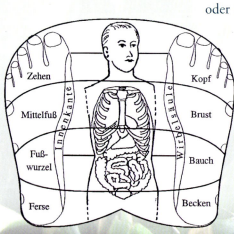

Zu kleine, zu hohe oder zu enge Schuhe sorgen für Druckstellen; zu verbogene Füße durch hohe Schuhe, sie sollen lieber nur bei gewissen Anlässen getragen werden, das Körpergewicht belastet unsere Füße oder bei zu viel Sport/Laufen. Hier kann ein Hallux (am Vorfuß – am Fußballen) entstehen. Durch eine ewige jahrelange Belastung, oft erst Jahrzehnte später, aber in den meisten Fällen kommt es dazu. Meist geht es einher, dass man in diesen Fällen auch sehr viel Nackenverspannung hat. Diese Erfahrung musste ich schon früh machen da ich immer Probleme mit meinem Nacken hatte und ein Hallux entstand, ich beschäftigte mich sehr intensiv mit dem Thema, jetzt ist mein Hallux schon fast 10 – 15 Jahre alt, aber er macht mir kein Problem mehr. Dank regelmäßiges Massieren, gutes flaches Schuhwerk aus natürlichen Materialien und verschiedenen Maßnahmen, gehören meine Beschwerden der Vergangenheit an.

Reflexzonen und Rezeptoren

Meridiane – Energie – Lichtleitbahnen, diese Stellen, die sich am ganzen Körper im „innen und außen" finden, gut mit Energie versorgen, eine uralte Methode: Handauflegen/Berührungen, gute Pflegeprodukte, Mineralsteine, Fußbäder/Kneippen, spezielle Auflagen zum Energie zuführen, zum Entgiften, Entschlacken, es gibt einfach Dinge in unserem Leben, die kann jeder nutzen, genug Menschen haben Energielosigkeit. Energie-Symbole – Blume des Lebens verwenden, werden sehr gerne und immer mehr verwendet. Pyramiden mit Blume des Lebens und Naturdiamanten sorgen für Ausgleich im Haus, in der Wohnung, sind für die Psyche eine wahre Wohltat. Wie schon erwähnt Hildegard von Bingen beschäftigte sich mit dem Wissen von Edelsteinen, sie schreibt in ihren Büchern, dass der Naturdiamant die höchste Energie der Erde besitzt, es gleicht Disharmonien aus. Der Bambus ist die Planze mit der höchsten Energie. Mit guten Ölen, Pflegeprodukten und verschiedenen anderen Dingen, kann man die Akupunktur-Punkte verwöhnen. Natürliche Cremen und Öle versorgen jede Stelle mit guter Energie, ein Eincremen ist immer gut. Die Haut wird samtig weich. Gute Basenprodukte bevorzugen, es ist nur zu unserem eigenen Wohl. Gute Ernährung und natürliche Mikronährstoffe, so kann man das Zellgewebe des Körper von innen gut versorgen.

Bezugsquellen im Anhang

„Der Standpunkt" ist ganz wichtig! Mit beiden Beinen im Leben stehen! 72.000 Nerven enden in den Füßen, 500 Schweißdrüsen, eine Menge Reflexzonen, unsere Füße tragen uns durchs Leben. Wenn wir „schön verwurzelt" sind, sind wir stark. „Es haut uns nicht gleich um", wenn schlimme Ereignisse daherkommen. Das Fundament ist von großer Bedeutung. Die Meridiane, die Energiebahnen, versorgen unseren Körper, unsere Organe mit guter Energie. Füße verwöhnen, mit regelmäßiger Mineralsalz - Basen - Fußbäder, diese sorgen ebenfalls für geschmeidige Füße.

„Ein regelmäßiges Gehen sorgt für warme Füße. Durchblutung wird angeregt. Beim Gehen und Laufen müssen die Muskeln der Beine viel Arbeit leisten. Dabei wird entsprechend Wärme erzeugt. Die so freiwerdende Wärme steht nun dem Körper zur Verfügung. Er kann diese Wärme verwenden, um die Füße und den Körper warm zu halten. Beim Barfuß-Gehen hat man immer warme Füße, bewegt man sich kaum, sind die Füße sicher meist kalt."

Dr. Johann Loibner: 18. August 2003, www.dr.loibner.net

Unsere Aura:

Energiefeld genannt, darf nicht durchlässig sein. Kommt es trotzdem vor, dass der Energiepegel fällt, machen sich Symptome breit. Das Energiefeld ist löchrig. Viele Einflüsse dringen auf uns ein. Wie der Name schon sagt, dringen auf uns ein. Ist unsere Aura geschützt, besteht keine Gefahr. Ein starkes Energiefeld bedeutet einfach Gesundheit! Ist in Pixel messbar.

Ein Blick in unser Inneres, durch nur einen Blutstropfen!
(Dunkelfeldmikroskopie)

Bei einem Seminar zum Thema Dunkelfeldmikroskopie mit Herrn Dr. univ. med. Josef A. Egger (Arzt für Allgemeinmedizin und Naturheilkunde) wurde allen Teilnehmern ein Blutstropfen abgenommen, den man dann anschließend auf dem Bildschirm betrachten konnte. Uns wurde ganz genau erklärt, was hier zu sehen war: Durch das Mikroskop kann man das Blutbild betrachten, jede Übersäuerung erkennt man mit einem Blick. Wir erfuhren, dass man über die Qualität des Blutes eine Reihe von Aussagen über den Körper machen kann. Man erkennt den Zustand des Immunsystems. Bei zähem Blut kleben die Blutzellen aneinander, es bilden sich Fibrinnetze. Die Sauerstoff- und Nährstoffversorgung der einzelnen Zellen sinkt, ebenso die Abfuhr von Abbauprodukten. Der Körper unterliegt in diesem Zustand leichter den Angriffen von Viren und Bakterien, was sich durch häufige Infekte oder zunehmende, schleichende Ermüdungserscheinungen äußert.

Es gibt eine Menge Bücher darüber. Ich als Laie habe das Betrachten des Blutbildes sehr interessant gefunden. Das Blutbild der gesunden und ausgeglichenen Menschen des Seminars war in Ordnung. Doch diejenigen, die zu viel tierisches Eiweiß zu sich nahmen, deren Blutbild war schon eher verklebt. Und die Menschen, die krank waren und viele Medikamente einnehmen mussten, bei denen schwebten die Blutkörperchen nicht frei umher, sondern waren zu richtigen Klumpen zusammengewachsen, was unter dem Mikroskop wie eine Geldrolle aussah.
In Salzburg nahm ich auch mal an einem Seminar von Dr. Werthmann teil. Hier wurde die Sauerstoffsättigung des Blutes festgestellt, Schwermetallbelastungen, Bakterien, Parasiten, Eiweißbelastung, Allergiezeichen, Kristallbelastung, Dehydrierung und vieles mehr. Wir selbst haben viele Vitalblutuntersuchungen von einer ausgebildeten Naturheiltherapeutin bei uns im Vitalzentrum durchführen lassen. Das innere Milieu ist sehr aufschlussreich, will aber nicht jeder sehen.

DIE HAUT IST UNSER AUSDRUCKSORGAN!

Haut griechisch „kytos" = Hülle – Der Mensch besteht aus seiner **fleischlichen Hülle**, deren Inhalt und seinen Erfahrungen. Durch Abwehrmechanismen welche aus Ärger, Disharmonie und Unausgeglichenheit bestehen kann, kommt es bei sehr empfindsamen Menschen zum „Aus-SCHLAG". Haut und Nerven hängen eng zusammen. Bettina, unsere Tochter ist das lebende Beispiel dafür, was Unausgeglichenheit in jeder Beziehung alles bewirken kann. Ich als Mutter übertrug alle Spannungen und Ängste. Sicher die vorgeburtliche Phase, die Prägungen durch verschiedene Einflüsse, alle diese Schwingungen, Spuren, Ernährung, Gefühle, übernimmt das kleine Wesen. Vor 25 Jahren und viele Jahre danach waren Ängste, Kummer, Sorgen über Sorgen, sehr präsent, die Zukunft, wie soll das alles verlaufen. Ich war einfach schwach, ohne Elan und mich erdrückte die ganze Situation jeden Tag. Meine Angst war immer da und sehr groß. Ich hatte stetig damit zu kämpfen, mich wieder ins Lot zu bringen. Wenn man jeden Tag daran arbeitet, dann schafft man es eines Tages. Den Gefühlen freien Lauf zu lassen ist wichtig. Heute bin ich stolz darauf, das wir so vieles bewältigt haben. Schritt für Schritt kommt man zur wahren Gesundheit und der Mensch fühlt sich in seiner Haut wohl!

Wir befassen uns schon ein halbes Leben lang mit dem Thema Haut, wir wissen, dass die Haut flächenmäßig, unser größtes Organ ist, die Schleimhautoberfläche z.B. ist so groß wie ein Fußballfeld. Bei Hauterscheinungen wird die Hautoberfläche zu einer Spielwiese für freie Radikale. Wir vergessen immer wieder, dass wir auch innen eine Haut haben. Innen und außen wiegt diese insgesamt ca. 10 - 15 kg. Unser Körper – unser Naturpullover – unsere Haut – unsere Hülle, der Zaun unseres Körpers, beträgt 80 % unseres Immunsystems, der Hautzyklus beträgt 28 Tage, nach diesen Tagen erneuert sich unsere Hülle. (Bei Hautbetroffenen ist der Zeitraum meist länger, wegen den eventuellen Speicherungen, verschiedener Substanzen in der Haut.) Unser Säureschutzmantel erneuert sich

alle 6 Stunden, duschen wir zuviel, kann sich der Säureschutzmantel nicht mehr richtig erholen. Unnatürliche Pflege meiden, die Haut will einfach so natürlich wie möglich gepflegt werden. Eine gesunde Haut braucht man nicht allzu viel pflegen. Ganz normal morgens und abends reinigen und pflegen und ab und zu eine Maske. Fertig. Schwitzen ist wichtig, überschüssige Säure kann sich befreien und lösen und die Säure wird abtransportiert. Bei schweren Schüben (Ausschläge) haben wir die Erfahrung gemacht, dass als erster immer die Lymphe betroffen waren. Sie waren geschwollen und tun weh. Bei Hauterscheinungen die körperlichen Betätigungen langsam steigern. Zuviel Bewegung würde keine effektive Wirkung haben.
Unsere Erfahrungen haben gezeigt, langsam aktiv werden, je besser der Hautzustand geblieben ist, desto mehr Bewegung konnte von Bettina durchgeführt werden.

Die Haut ist ein Schutz-, Speicher- und Ausdrucksorgan: Ernährung wirkt sich überall aus in physischer/körperlicher Ebene, Körper, Geist und Seele, Druck und Stress, Gefühle und Eindrücke kommen zum Ausdruck. Physikalische Reize wie Hitze, Kälte, Reibung, Schmerz, Streicheln… beeinflussen unsere Haut. Pollen können auf der Haut kleben, duschen ist hier ratsam, um Ärgeres zu verhindern. Bei meiner Hand- und Fußreflexzonen-Massage-Ausbildung habe ich gelernt, unsere Haut kann trocken, hart (dickes Fell aufgebaut), blass, schwammig, faltig, entzündet sein – manche kochen innerlich, sind rot, blau und die Haut kann rissig sein. Die Haut ist unser Zaun, die Grenze.

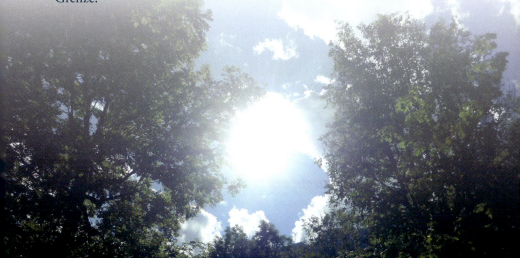

Tägliche Hautpflege nicht vergessen, von innen und von außen

Bei Hautproblemen ist es immer am besten, Pflegemittel, hochwertige Öle verwenden und wirklich echte Kenner zu Rate ziehen, keine billigen Öle und bitte alle Pflegeprodukte, die Sie benötigen ohne Duftstoffe, Farbstoffe, Paraffin. Häufiges Baden vermeiden. Die Haut merkt sich jeden Pflegefehler. Auch wenn es Jahre zurückliegt. Schritt für Schritt kommt alles zum Vorschein, so haben wir es erlebt. Wenn man Cremen und Öle verwendet, nur gute Qualitäten wählen, der Preis ist hier oft nicht entscheidend, doch in Billigmärkten gibt es Qualitätsprodukte nur selten. Die Haut, die Ober- und Innenfläche, die Meridiane – Energiebahnen, Akupunkturpunkte werden es Ihnen danken, es wirkt sich alles aus. Pflegeprodukte weiß man und ist vielen bekannt werden innerhalb von 8 Minuten von unserer Haut aufgenommen. Wird immer wieder in vielen Fachgeschäften erklärt. Also achten Sie darauf welche Pflegeprodukte Sie wählen, Cremen und schweißhemmende Sprays für unsere wertvollen Füße usw. sind sehr oft mit Aluminium, Paraffinen usw. versehen. In „Sachen Haut" - Entgiftung usw. haben wir jahrelang Erfahrung durch unsere Tochter Bettina und vielen Leidensgenossen erfahren. Pflegen Sie Ihre Haut mit guten Produkten.

Der fatale Kreislauf des Paraffin: Paraffine sind in vielen Kosmetikprodukten enthalten. Positiv an Paraffin ist eigentlich nur eines: der extrem hohe Reinheitsgrad, daher gibt es selten allergische Reaktionen. Da aber Paraffin als Erdölderivat, eine fast undurchdringliche Schicht auf der Haut erzeugt, bildet sich – ähnlich wie unter einem Plastiksack – im Unterhautfettgewebe ein Wärmestau, allergische und entzündliche Reaktionen nehmen zu, besonders bei Sonnenbestrahlung. Durch die Paraffinschicht entsteht also für geraume Zeit eine Blockade, irgendwann tritt aber die Entzündung schlagartig hervor, es kommt zu heftigen Beschwerden, sodass nur noch der Weg zum Arzt bleibt. Der kann aber wiederum nur mit klassisch entzündungshemmenden Präparaten helfen, die fast alle auf Paraffinbasis hergestellt sind und Antibiotika oder Cortison enthalten. Danach heilt die Entzündung zwar rasch ab, aber nach einiger Zeit beginnt der Kreislauf von vorne. ÖKOFORUM NR: 5/97

Als wir mit natürlichen Produkten begonnen haben, war eine Verschlechterung gegeben, die jedoch nach einiger Zeit verschwunden war (Regenerationsphase). Der Körper hat eigentlich bei Bettina viele Jahre gebraucht, um alle „Altlasten" entfernen zu können. Ein bekannter Ganzheitsmediziner ermunterte mich immer wieder, den von uns eingeschlagenen Weg weiter zu gehen. Er sagte mir, dass der Körper sich dessen entledigen müsse, was ihm all die Jahre zugeführt worden wäre, es sei kein Wunder, dass solche schlimmen Reaktionen manchmal auftreten.

Es wird so vieles überdeckt, in unserem Leben. Irgendetwas drauf (Creme) oder einnehmen und man glaubt, alles ist erledigt. Wieso befassen wir uns nicht näher mit unserem Körper?

Wir spüren uns nicht mehr, so viele Medikamente Antibiotika, Cortison, Juckreizspray, Cremen mit Parabene, Paraffin – Erdöldervivat, Aluminium, uvm. mussten wir ausprobieren. Bis uns selbst bewusst wurde, was wichtig ist. Wir bekamen eigene Anleitungen, einen so genannten „Schmierplan", die rechte Hand – eine bestimmte Creme, die linke Hand – eine andere Creme, beim Bauch – etwas Besonderes, am Rücken – auch etwas Spezielles. Das war fast zum Verrücktwerden. Aber wir mussten einfach ausprobieren, was hilfreich für ihre schlimmen Hauterscheinungen war. Vom Krankheitsweg unserer Tochter haben wir uns viel mitgenommen. Die Erfahrung hat uns viel aufgezeigt. Für uns war das sehr aufschluss- und lehrreich. Wir mussten jahrelang von einem Therapeuten und von einem Arzt zum anderen laufen, wir fanden wenige Lösungen. Bettina bekam immer wieder so viele Antibiotika und viele spezielle Cremen. „Die Haut war in Aufruhr." Sie konnte sich nicht beruhigen.

*Antibiotika anti (von griech. – anti, anstelle, **gegen** und bios, **leben**, mit lateinischer Endung)*
Wikipedia

Es werden nicht nur die schlechten Darmbakterien vernichtet sondern auch die guten.

Heute achten wir darauf, dass bestimmte Stoffe nicht enthalten sind, aber ehrlich gesagt, es ist gar nicht so einfach. Beschäftigt man sich mit der Materie, wird einem erst bewusst, was alles nicht natürlich ist, oft erkennt man durch die Deklaration auch nicht, ob es aus natürlicher Quelle kommt.
Um nur einige Dinge zu nennen:
- Cremen ohne Paraffin oder Parabene auch im Fachgeschäft bitte nachsehen!
- Haarspray, Haarshampoo ohne Parabene muss man suchen.
- Eine gute Zahnpaste aus natürlichen Mitteln in Billigmärkten sehr schwer zu finden.
- Antitransparent, ohne Aluminium?
- Gewürze ohne Geschmacksverstärker?
- Obst und Gemüse ohne Pestizide / Hormone / Spritzmittel?
Global 2000 Pestizidalarm am 17.8.2012
- Erkundigen Sie sich, welche Inhaltsstoffe nicht so optimal sind! Leider wissen viele nicht Bescheid, fragen Sie bei naturverbundenen Spezialisten.

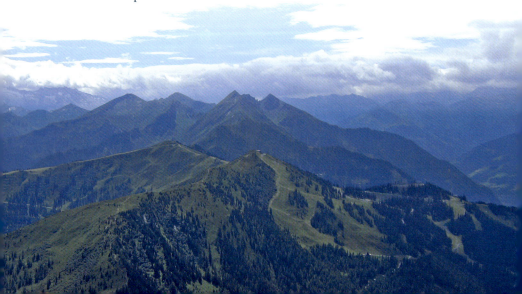

REGENERATION / SICH (WIEDER) WOHL FÜHLEN, IST LEBENSFREUDE PUR

Stets den Körper reinigen, entgiften, entlasten, ausscheiden, fasten usw. Unsere Erfahrungen haben gezeigt, dass unser Körper den „Giftansturm" von außen mit seinen Abfallprodukten, den Schlacken usw. nicht schutzlos ausgeliefert ist. Der Körper verfügt über vier große Kläranlagen bzw. Entgiftungsstationen, die ihn von unerwünschtem Ballast befreien: Die Niere, die Lunge, die Haut und das Verdauungssystem. Der Kreis schließt sich immer wieder.

Ein altes chinesisches Sprichwort sagt: *„Was Niere und Blase nicht ausscheiden können, das muss der Darm ausscheiden; was der Darm nicht ausscheiden kann, muss die Lunge ausscheiden; was die Lunge nicht ausscheiden kann, muss die Haut ausscheiden, und was die Haut nicht mehr ausscheiden kann, das führt zum Tod."*

Regenerationsphasen/Reinigungsphasen sind von großer Wichtigkeit. Die Natur erholt sich im Winter, vieles ruht. Im Frühjahr sprießt alles, im Sommer gibt es das „Hoch", und der Herbst lässt die Blätter fallen und bereitet sich für den Winter vor. So braucht auch der Körper seine Reinigungsphasen, wenn wir nach einer anstrengenden Arbeit duschen (14.000 negative Ionen pro Kubikzentimeter, wirken sich positiv aus), fühlen wir uns wie neugeboren, es ist ein erfrischendes Gefühl. Das ist ein einfaches Beispiel. Wenn wir mal fasten, reinigt sich der ganze Körper, wir werden freier und bewusster. Tränen, sind auch eine Art der Reinigung, wo etwas zum Vorschein kommt, das wir uns besinnen, wir müssen nicht immer funktionieren, es soll uns bewusst sein, dass sich der Körper von manchen Dingen einmal entledigen möchte. Eines muss uns bewusst sein, entschließt man sich mal zu einer Entgiftung, kann es zu einigen Wehwehchen kommen. Alleine mit den Bambusauflagen kann es sein, dass man die Knie mehr spürt, weil sich alle Säuren lösen, hier muss man viel Wasser trinken, um die Säuren neutralisieren zu können. So unsere

Erfahrungen. Wir sind nicht unbegrenzt belastbar! Geben wir dem Körper die Möglichkeit zu ruhen. Ein Gewitter zum Beispiel reinigt die Luft, ein Streit oder Diskussionen schafft Unstimmigkeiten aus dem Weg. Der Körper gibt uns ein Zeichen durch seine Symptome, er möchte gerne etwas Ballast abwerfen.

Ziehen wir einige Vergleiche gegenüber unserem Körper:

Ein Holz-Kohlen-Ofen, ein Rauchfang, der muss vom Rauchfangkehrer regelmäßig geputzt werden, um diesen vom Ruß zu befreien, weil, wie es so schön heißt, sich hier der Rauch fängt, die Wände vom Ofenrohr, die Rundungen, müssen wir putzen, dass der Ofen einen guten Durchzug hat.

Ich vergleiche das Ganze auch gerne mit dem regelmäßigen Service beim Auto. Es wird serviciert, wird es z.B. nicht rein gehalten, die Kontrolllampe nicht beachtet, bleibt das Auto jahrelang in der Garage, der gute alte Wagen bleibt sicher mal stehen, er funktioniert nicht mehr oder einige Teile werden kaputt! Er rostet ein. Der Motor ist nicht so richtig gefordert worden.

Im Garten wird der Rasen gemäht und peinlichst sauber gehalten. Kein Unkraut darf aufkommen, ein Löwenzahn wird sofort ausgestochen, es wird gedüngt, der Gemüsegarten und die Blumen mit Wasser gespritzt.

Ein Frühjahrs-, Oster- oder Weihnachtsputz, schafft Ordnung im Haushalt. Die Wohnung alles wird von Schmutz befreit, Ballast und „Ablagerungen" werden weggefegt, der Staub weggesaugt usw. alle Räume, alle Ecken und Kanten, der Boden, die Decke, Wände, Polster, Teppiche alles wird geputzt, gefegt, gewaschen, gespült, poliert. Altes wird entfernt!

Viele teure Putzmittel und spezielle Putztücher werden besorgt, hier wurde auch überall „ein Stoffwechsel" vorgenommen, vom guten alten zerrissenen Leintuch zum speziellen Putzlappen. Für den Haushalt wird oft auch das schönste Geschirr gekauft.

Und wie schaut die Reinigung bei unserem Körper aus?

Mit dem STOFF-WECHSEL? Wie sieht es mit unseren Ecken und Rundungen aus? Ist alles rein? Im Inneren? Verkrustungen an den Darmwänden entstehen, die Wirbelsäule wird dadurch geschwächt. Wird unser Körper regelmäßig durchgespült. Weiters ist interessant, wie ist der Darm – die Form: aufsteigender, querliegender, absteigender Dickdarm. Bewegen und ernähren wir uns immer richtig? Haben wir eine gute Haltung? Schnüren wir unsere Mitte zu, mit einem Gürtel, den man eventuell zu eng um den Bauch geschnallt hat? Es beeinträchtigt unser Inneres, ohne das es uns bewusst ist? Lungern wir abends im Sessel? Haben wir unsere Füße angewinkelt, verschränkt, wird etwas eingeengt?

Seien wir doch mal ehrlich, manches wollen die Menschen doch gar nicht wissen, sie nehmen sich für solche, nach ihrer Meinung unwichtigen Dinge, keine Zeit und sie wollen sich nicht damit auseinander setzen, sie wollen einfach nur alles genießen und jeden Tag in „Saus und Braus" leben. Wenn der Körper rebelliert müssen alle „gestern" gesund sein, keiner hat mehr Zeit zum Kranksein. Der Lebensstil von vielen Menschen ist katastrophal, schauen Sie sich mal um, setzen Sie sich mal in eine Fußgängerzone auf eine Bank oder in einen Kurpark und beobachten Sie mal ein paar Stunden die Menschen, ein Bild sagt oft mehr als tausend Worte. Hippokrates stellte mal fest: *„Von allen Zusammensetzungen unserer Körpersäfte wirkt sich die Säure zweifellos am schädlichsten aus."* *„Strebt jemand nach Gesundheit, müssen wir ihn zunächst fragen, ob er bereit sei, die Ursache seiner Krankheit zu beheben. Nur dann können wir ihm helfen!"*

Halbe Sachen bringen nichts. Schade um die Zeit und das Geld. Versuchen Sie ganz langsam die Ernährung umzustellen (eine Radikalumstellung kann zu einer Erstverschlimmerung z.B. zu einem Gichtanfall oder Hautreaktionen führen). Fragen Sie Ihren Arzt oder Therapeuten, der sich mit den Themen auseinandersetzt. Jede Entgiftung kann kurzfristig zu einer Verschlechterung führen. Verliert man Base, muss oder sollte man viele Nährstoffe zuführen. Es kann Monate dauern bis man den Körper richtig entschlackt hat, es hat auch oft Jahre gedauert, bis sich die Ablagerungen im Laufe der Jahre im Gewebe angesammelt haben. Viele Menschen haben keine Geduld und setzen gewisse Maßnahmen schnell wieder ab. Wir kennen das von Bettina, ich als Mutter, da war Bettina im Schulalter, hatte keine Geduld, kein Durchhaltevermögen. Viele Methoden wurden wie von vielen Menschen „über Bord" geworfen. Es kamen alte Belastungen bei solchen starken Schüben raus und alles aufeinmal. Die Haut ist sowieso ein eigenes Thema. Es wird auch alles gespeichert. Hier muss alles langsam gehen.

Überschüssigen Ballast muss man loswerden

Jahrzehnte füllen wir unseren Körper, wir sammeln alles. Wir sind verunreinigt, verstopft, verdickt, verklebt, unbeweglich, steif, alles geht schleppend und langsamer vor sich, wir haben ein belastetes und „schweres" Leben.

Schlacken lagern sich in unserem Fettgewebe, Bindegewebe und in unserer Muskulatur ab. Wenn die Deponien gefüllt sind, werden Gelenke, später Organe, Herz und Gehirn belagert. Zuerst spürt man es immer an den Händen, Füßen, Knöcheln, Nacken, Schulterbereich und Knien. Dann erst im Inneren unseres Körpers, weil hier die Körpertemperatur niedriger ist. In meiner Ausbildung war das eine interessante Erkenntnis.

WAS KANN MAN FÜR`S WOHLBEFINDEN TUN?

Ein gutes basisches Gleichgewicht erreichen, den Körper von Altlasten befreien!

Mit Ausdauer und Konsequenz verbessern sich viele Altlasten/Defizite zunehmend. Oft merkt man erst ein Jahr später: Verkühlungen bleiben aus, das Immunsystem, die Durchblutung verbessert sich, je basischer der Körper auf Dauer ist, desto besser. Besonders in stressigen Zeiten muss man vorbeugend daran denken, vorzusorgen, sonst übersäuert der Körper, bitte nicht vergessen, hier kann man ruhig täglich mehr zuführen, unsere Tochter und wir praktizieren das auch, es hat sich wirklich bewahrheitet. Mit der Base werden die Säuren gebunden, der Körper wird von den Altlasten befreit, viel Wasser trinken, folglich wird es vom Körper am Besten aufgenommen.

Wenn wir den Körper von Schlacken befreit, gereinigt und entgiftet haben, genau dann kommt alles in Schwung! Wenn man bedenkt, dass ein Mensch im Durchschnittsalter von 75 Jahren, 30 Tonnen Essen und 50.000 Liter Flüssigkeit zu sich nimmt.

Neben guter Ernährung, macht warmes Wasser unser Inneres geschmeidig. Bei kalten Getränken zieht sich alles zusammen. Der Körper braucht weit mehr Energie, wie bei warmen Getränken.

Vernünftige Vorkehrungen, etwas andere Lebensweise, bessere Denkensweise ist von großer Bedeutung, verwöhnen Sie sich mal. Hier einige Aufzählungen:

Bezugsquellenauskunft bei Interesse im Anhang

- **basische Tees** am besten mit Kräuter wie Brennnessel, Melisse, Lindenblüten, Grüner Hafer, Schachtelhalm, Frauenmantel – ohne Aromen! Bei Einnahme von homöophatischen Mittel soll keine Pfefferminze im Tee enthalten sein. Bei Früchtetee kann es sein, dass die Säure nicht vertragen wird. Basische Tees trinken

und vermehrt Base zuführen bei Stress und Entsäuerungsbäder, das Depot muss man wieder auffüllen.
- **basische Quellen,** verschiedene Kräuter in Form von Pulver oder Obst-Gemüse-Beeren-Kapseln ist eine gute Alternative. Da bei Übersäuerung immer ein Defizit von Basen bemerkt wird, sollte immer darauf geachtet werden, diese einfachen Dinge dem Körper zur Verfügung zu stellen (bitte nichts Synthetisches und Isoliertes aufnehmen). Wir haben einfach gute Erfahrungen gemacht mit den Obst-Gemüse-Beeren-Kapseln, jeder kann selbst wählen. Es sollte ohne Zucker und bioverfügbar sein, den es sollte von der Zelle/von den Mitochondrien gut aufgenommen werden.
- **basische Körperpflege:** regelmäßig basische Körper- und Pflegeprodukte. Bei Hautproblemen nicht gleich stark entsäuern, bei Bäder öffnen sich die Poren, sehr gut ist auch Rosenöl, ozonisiertes Olivenöl mit Sauerstoff angereichert – kann man überall zu jeder Pflege beimengen oder andere gute Pflegemittel beifügen.
- **basische Fußbäder:** am besten ist es langsam zu beginnen mit Fußbäder, diese sind zu Beginn besser, bei starken Irritationen.
- **basisches Badesalz,** mit natürlichen Mineralstoffen und Naturkreide, pH-Wert 8.5 mit einer Badedauer von 30 Minuten – 1 Stunde, sind effektive Begleiter von Entgiftungs- und Entschlackungskuren. Ein Wohlgefühl für Ihren Körper, zweimal wöchentlich bis zu einer Stunde genießen. Das Mineralsalz oder basisches Badesalzbad vom Säugling bis zum Greis empfehlenswert. Erleben Sie selbst die spürbar wohltuende Reinigung und tiefe Pflege. Ein traumhaftes Gefühl. Durch die Anregung der Selbstfettung wird die Haut wundervoll geschmeidig. Basische Badesalze können für alle basischen Anwendungen z.B. Vollbäder, Sitzbäder, Waschungen, Peeling, Fußbäder, Wickel... verwendet werden. Man kann den pH-Wert (mittels pH-Streifen) mehrmals messen, immer zur gleichen Zeit, vor und nach dem Baden messen. Am Morgen den pH-Wert von Urin messen, man kann sogar Flüssigkeiten prüfen, man braucht dazu nur den pH-Streifen eintauchen und die Farbskala sagt einem, welchen Wert die Flüssigkeit hat.
- **Mineralsalzbäder sind ähnlich:** hat einen pH-Wert von 8,5, ist ein

Tausendsassa in Anwendung und Wirkung. Schon Hildegard von Bingen beschäftigte sich mit den Heilwirkungen von Mineralsteinen. Die Mineralsteine sollen, so sagte sie: negative Energien und Angstgefühlen entgegenwirken. Schon die Menschen in der Steinzeit waren von den Mineralien fasziniert. Heutzutage kann man vom Stress entfliehen, indem Sie bei Kerzenlicht und einem guten Buch im Vollbad gut entspannen können. Wenn möglich das erste Mal über eine halbe Stunde, dann steigern bis zu einer Stunde, warmes Wasser hinzufügen, damit man die Temperatur halten kann.

- **Basen-Strümpfe** zusätzlich nutzen, sie schenken getränkt mit basischen Badesalzen, Füßen und Beinen über Nacht ein wundervoll leichtes Gefühl! Innenstrumpf tränken, nach guten Auswringen die Innenstrümpfe über Füße und Beine ziehen und den trockenen Außenstrumpf darüber. Ideal ist eine Anwendung über Nacht. Wenn die Füße kalt werden, kann eine Wärmeflasche oder ein aufgeheiztes Kirschkernkissen an die Füße gelegt werden. Tagsüber sollte die Einwirkzeit mindestens drei Stunden betragen.
- **Massagehandschuh** fördert das Wohlfühlerlebnis und regt Durchblutung und Lymphfluss zusätzlich an. Täglich Haut morgens und abends bürsten, mit einem Luffahandschuh (nach einem ½-stündigem Vollbad) oder ähnlichem, sehr einfacher mit einem rauen Waschlappen die abgestorbenen Schuppen entfernen/abreiben. Immer in Richtung des Herzens. Von oben nach unten, von den Fingern weg bis zur Schulter, von den Füßen nach oben streichen.

Möglichkeiten mit basischen Bädern:

- **Peeling**, 1 Teil basisches Badesalz und 2 Teile Olivenöl, Sesamöl oder Mandelöl zusammenmischen, besonders angenehm für Arme, Beine, Rücken, Dekollete, einige Minuten einwirken lassen, ideal ist es in der Dusche zu praktizieren, damit das Peeling gleich abgeduscht werden kann.
- **Waschungen** für die Haut, einfach Haut befeuchten und mit kleinem Teelöffel, basischen Badesalz und etwas Wasser sanft abreiben, eventuell einwirken lassen und gründlich abspülen.

- **Salzsocken** bei Fieber/Erkältungen, 10 min tränken lassen, anziehen und trockene Socken darüber – so wie man es von früher kennt.
- **beim Schwitzen** der Hände: Basenbad; Schwitzen unter der Achsel Basenbad, Kompressen

Weitere Maßnahmen zum Regenerieren:
- **Massagen**, täglich die Haut zupfen, zwischen Zeigefinger und Daumen die Haut festhalten, anheben, zusammenpressen und loslassen.
- **Holistic Pulsing** eine sanfte Methode den Körper in Schwingung zu bringen.
- **Trampolinspringen**
- **Leberreinigung**... Bittersalz, Olivenöl und Grapefruits, das wird benötigt am besten übers Wochenende praktizieren (fragen Sie im Naturladen).
- **Ölziehen** mit Sonnenblumenöl. Einen Schluck Öl in den Mund, spülen und durch die Zähne ziehen, dann ausspucken und Zunge reinigen. Das stärkt das Zahnfleisch und entfernt Bakterien.
- **Basensuppen-Gewürzsuppen** nur mit heißem Wasser aufgießen, ist sehr gut gegen Sodbrennen etc.
- **Energiezufuhr:** Wie man weiß, Reflexzonen kann man aktivieren, mit Akupressur, Massieren oder Bambusauflagen, das kann oft „wahre Wunder" bewirken und viel Energie spenden. Wenn man sich mit dieser Materie auseinander setzt, es ist faszinierend wie unser Körper gebaut ist. Wenn der Körper energielos ist, kann das sehr gut helfen, schnell Energie zu tanken oder den Köper von Altlasten zu befreien. Man kann eine 21 Tage Kur machen. Und parallel verschiedene Stellen mit Energie versorgen. Säuren können sich lösen.

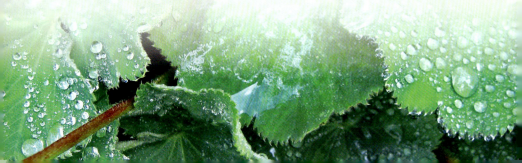

Der Arzt und TCM-Fachbuchautor Dr. Carl-Hermann Hempen erklärt es mit folgendem Bild: *„Eine Stadt kann aus schönen Häusern bestehen. Doch wenn die Verkehrswege oder die Wasserleitungen dauerhaft blockiert sind, wenn im Winter die Wärmezufuhr ausfällt, funktioniert das Leben in der Stadt nicht mehr. Die Funktionen müssen gut sein."*

Genauso verhält es sich vergleichsweise in unserem Körper. Sind die „Leitungen" – Gefäße frei, haben die Nährstoffe freie Fahrt durch unser Leitungssystem. Wir fühlen uns energievoll und gesund.

SCHRITT FÜR SCHRITT SCHLECHTE GEWOHNHEITEN UMKREMPELN

Es gibt eine Unmenge von Möglichkeiten sein Leben ein bisschen interessanter oder harmonischer zu gestalten, aber vielleicht sind Sie auch jetzt schon dort, wo die Erfüllung Ihres Lebens ist. Wenn Sie eine wahre „Xundheit" sowieso schon leben, kann ich Ihnen nur gratulieren.

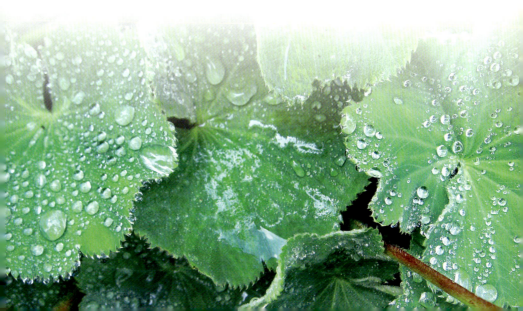

Sichtweisen von Hans Meirhofer Osteopath und diplomierter Physiotherapeut

Betreuung und Coaching zahlreicher Topathleten aus dem Bereich Fußball, Leichtathletik und Skisportszene

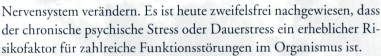

Wenn wir Gewohnheiten verändern wollen, müssen wir den Informationsfluss in unser Nervensystem verändern. Es ist heute zweifelsfrei nachgewiesen, dass der chronische psychische Stress oder Dauerstress ein erheblicher Risikofaktor für zahlreiche Funktionsstörungen im Organismus ist.

Was haben also Zeitmangel und finanzielle Unsicherheit mit Gesundheit zu tun? Wie groß ist die Bedeutung von Nahrung für unser körperliches und auch geistiges Wohlbefinden?

Ich weiß nicht genau, welches Kommunikationsmittel Sie nutzen? Telefon, Fax oder Email – aber ich weiß, dass Ihr rechter Fuß und Ihr linker Fuß in einer Sekunde eine Riesenmenge an Informationen austauschen und die Qualität des Austausches es Ihnen erlaubt, sich aufrecht zu halten, zu gehen oder einen Marathon zu laufen. Ohne die geringste Intervention Ihres Bewusstseins sind 300 Muskeln in der Lage, zu kommunizieren und sich abzustimmen, um der Schwerkraft zu widerstehen. Wenn Sie eine Sekunde hierüber nachdenken, stellen Sie fest, dass dies ein wunderbares Beispiel von Intelligenz und herzlichem Einvernehmen ist. Inspiriert durch die Intelligenz der Kommunikation des menschlichen Körpers habe ich vor Jahren begonnen, Menschen über diese Zusammenhänge und die Intelligenz ihres Körpers zu informieren. Mit dem Ziel, diese Prinzipien nicht nur auf sich und ihren Körper, sondern ihr persönliches und berufliches Leben als Gesamtheit anzuwenden.

Der Unterschied in der Lebensqualität von uns Menschen liegt oft darin, wie wir denken, wie wir Dinge sehen, wie wir Zusammenhänge verstehen und erkennen – oder auch nicht. Zusammenhänge wie Wirbelsäule und innere Organe Knieschmerzen und Schädel, Rückenschmerzen und beruflicher Stress, Nahrung und Rückenschmerzen, Pflanzenstoffe und Durchblutung, Emotionen und Bandscheibenvorfälle, Nahrung und Emotionen ... und sehr vieles mehr ... Nichts verändert unser Verhalten schneller und unmittelbarer, als wenn wir beginnen, Dinge anders zu sehen.
Wenn das alles so klar und logisch ist, warum haben dann so viele Menschen Beschwerden? Warum ist es manchmal so schwierig, das alles in den Griff zu bekommen?" Das ist eine sehr wichtige Frage und sie hat zu tun mit einer der stärksten Kräfte im Universum – mit unseren Gewohnheiten! Mit unseren Bewegungsgewohnheiten, unseren Trink- und Essgewohnheiten und vor allem auch mit unseren Denkgewohnheiten.

Stress kann die Bildung entzündungsfördernder Botenstoffe auslösen. Anhaltender psychosozialer Stress kann zu mess- und sichtbaren Veränderungen im Zell- und Organstoffwechsel sowie zu einer Strukturveränderung des Gehirns führen. Eine Nahrung reich an Mikronährstoffen – Vitamine, Spurenelemente, Enzyme und vor allem sekundäre Pflanzenstoffe – kann hier einen wesentlichen und wertvollen Mosaikstein in der Prävention sein.
In der Umsetzung wünsche ich Ihnen das Allerbeste!

„Nur zwei Dinge können Ihr Leben verändern:
Entweder etwas Neues kommt in Ihr Leben von außen, oder etwas Neues entsteht aus Ihnen heraus!"

„Denkgewohnheiten prägen unser Leben und damit unser Schicksal."

Hans Meirhofer, Osteopath

Ausbildung zum Dipl.Physiotherapeuten, Uni-Klinik Innsbruck
Absolvent der „International Academy Of Orthopedic Medicine", Dos Winkel, u.a., Holland
Ausbildung zum Osteopathen an der „International Academy of Osteopathy" in Gent/Belgien
Absolvent der „Mastery University" von Anthony Robbins - San Diego/Kalifornien
Psych-K Coach – Dr. Bruce Lipton, Brunhild Hofmann, Rob Williams
„Certificate Program in Plant Based Nutrition" T. Colin Campbell Foundation, Cornell University, New York, USA
http://www.tcolincampbell.org/

Quelle: www.hans-meirhofer.com

Stress lass nach!

Nehmen Sie sich jeden Tag ein halbes Stündchen Zeit und lassen einfach mal die Seele baumeln. Innehalten! Wenn der Körper die Energie verbraucht hat, sollte man sich wieder auf das Wesentliche konzentrieren. Tief einatmen und alles Schlechte ausatmen – weggeben. Gelassenheit ist das oberste Gebot! *In der Ruhe liegt die Kraft!*

Entspannen durch Ruhe

Ständiger Lärm beeinträchtigt sicher unsere Gesundheit. Denken Sie mal nach, es gibt so viel Lärm um „Nichts". „Telefonterror", dieser herrscht bei manchen Jugendlichen oder auch Älteren. Ohne Telefon so kommt es mir öfter vor, können manche gar nicht mehr existieren. Besser ist, in der freien Natur einmal das Rauschen der Blätter hören, das Plätschern des Wassers und den Wind fühlen; Eine WAHRE Erholung.

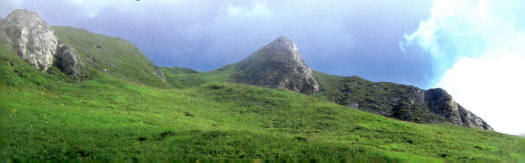

KLEINE MEDITATIONEN MIT GROSSER WIRKUNG:

Entspannt zurücklehnen und in sich kehren. Erden Sie sich, mit den Füßen, das heißt mit beiden Beinen am Boden.

Setzen Sie sich einfach an einem angenehmen Platz, an einem stillen Ort:
Stellen Sie sich vor: „Ein blauer Himmel, grüne Wiesen duften von einer Unmenge schöner bunter Blumen. Das Farbenmeer ist eine Augenweide. Viele Schmetterlinge tummeln sich an weißen Margeriten. Vergiss mein nicht, gelber Hahnenfuß, Gänseblümchen, duftende Rosen aller Art und Farben, gelb, rot, orange. Jede Farbe tut Ihrem Körper gut. Ein sanfter Wind streicht durch die Wiese, sodass Schmetterlinge und Bienen ihren Platz verlassen und sich wieder eine neue Blume suchen. Sonnenstrahlen durchfluten Ihren Körper, durchfluten all Ihre Glieder und Körperteile. Sie spüren wie eine wollige Wärme entsteht. Sie fühlen sich durch und durch wohl."

Am Wasser können sich die meisten Menschen am besten entspannen und loslassen.
Nehmen Sie Platz an einem Fluss. Setzen Sie sich nahe ans Wasser, auf einen großen Stein (wo das Wasser gerade bis zu Ihre Knöchel steht). Stellen Sie sich vor: „Das Wasser spült alle Ihre Probleme weg. Lassen Sie Ihre Füße im Wasser baumeln. Mit jedem Tropfen Wasser, der an Ihre Haut kommt, werden die Probleme weniger und weniger. Alles wird weggespült. Hören Sie auf die Vogelstimmen im Hintergrund, Sie sitzen gerade am Ufer eines Flusses am Waldesrand, die Vögel zwitschern, Sie hören auf die verschiedenen Vogelarten, Sie spüren wie ein leichter Wind alles Schwere von Ihnen nimmt, den Alltagsstress lassen Sie hinter sich, alles ist vergessen. Sie fühlen sich frei und unbeschwert. Einfach herrlich!"

An einem wunderschönen Platz an einem See (in den Bergen), können Sie abschalten. „Schauen Sie ins Wasser, alles spiegelt sich darin. Ihr Körper, Ihr Gesicht, die Bäume, die Sonne, die Berge, die vor Ihren Augen bis in den Himmel ragen. Die Spiegelungen sind Ihre Probleme, all diese werden vom Wasser verschlungen und tauchen in den Untergrund. Bis Sie Ihre Probleme nicht mehr erkennen können. Werfen Sie einen einen Stein hinein, so entstehen kleine Schwingungen oder probieren Sie es mit einem etwas größeren Stein, hier entstehen größere Schwingungen. Von der Mitte aus entstehen lauter Kreise und werden immer nach außen hin größer und größer. Sie alleine haben das Wasser in Schwingung gebracht. Sie alleine können so vieles bewegen! Überall in dieser Welt! Sie sind ein Teil von dieser wunderbaren Welt. Alles in unserer Welt ist mit Schwingung verbunden – einer Wellenlänge. Sehen Sie gerade, wie sich die Spitze des Berges im Wasser spiegelt. Stellen Sie sich vor, Sie stehen an der Spitze und Sie fühlen sich frei wie ein Vogel, Sie bekommen plötzlich völlige Klarheit. Sie stehen an der Spitze und haben einen unendlichen Weit- und Ausblick und das wunderbare Bild lassen Sie in Ihrer Erinnerung."

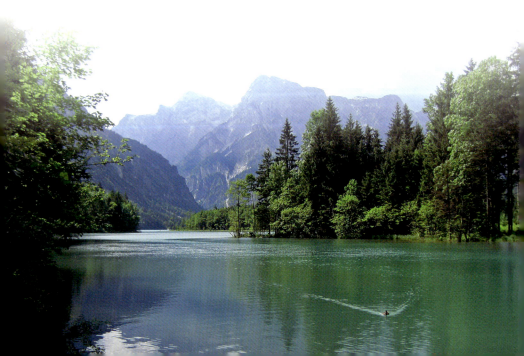

Sie können auch am Rand des Ufers an einem Fluss kneippen, es tut unheimlich gut. Zuerst ist es kalt und sehr erfrischend, es durchdringt Ihren Körper, jeder Teil des Körpers wird kurz erinnert, und Sie fühlen alles ist da. Der Druck und der Stress geht plötzlich verloren. Durch die kurze Kälte und die beginnende Wärme lösen sich alle beengenden Situationen in Ihrem Leben. Sie haben so ein wunderbares Gefühl, ein angenehmes Kribbeln, das Ihren Körper bis in Ihr Inneres erfüllt. Traumhaft!

Guter Tipp: Nehmen Sie sich im Auto immer ein Handtuch mit, wenn Sie das Verlangen haben nach Kneippen, bitte tun Sie es, sehen Sie einen See oder Fluss, rein mit Ihren Füßen. Genießen Sie es. Es dauert ja nicht lange bis ein durchdringendes angenehmes Gefühl entsteht. Es tut der Seele und dem Körper gut. Wenn möglich gehen Sie ein Stück mit bloßen Füßen, das ist gut für Ihre Fußreflexzonen. Es wird der ganze Körper angeregt und aktiviert. Sie bekommen einen klaren Kopf. Wasser schafft Klarheit! Die Atmosphäre am Wasser erzeugt in uns, durch die große Menge an negativen Ionen ein klares Gefühl. **Alles kommt ins Reine!**

Mit Musik entspannen: Melodien und Klänge! Töne beeinflussen unser Inneres. Dr. Emoto erforschte schon, das sanfte Musik angenehm für den Körper ist (ein Beispiel aus der Tierwelt: Kühen wurde Mozart vorgespielt und sie gaben mehr Milch).
Musik verändert unser Wasser, unser Inneres. Gute angenehme Musik, hier fühlen wir uns rundum wohl. Musik wirkt! Man kann sich völlig fallenlassen. Musik wird oft in der Medizin eingesetzt. Man kann gezielte Erinnerungen wachrufen. Wir erinnern uns gerne zurück, an bestimmte Momente, wo diverse Musikstücke gespielt wurden, alles kommt in Schwingung. Plötzlich fällt uns ein: „Das ist unser Lied", damals, als wir uns das erste Mal gesehen haben, wurde es in unserem Lokal gespielt. Wo wir uns kennen gelernt haben.

Strömen kann unsere Impulse verbessern.

Impulsströmen nach Rang Dröl ist ein tibetischer Begriff und bedeutet Selbstbefreiung. Es ist eine sanfte „Art", durch die sich unser Energiesystem von selbst klärt. Rang Dröl entspringt natürlichem Wissen um die Harmonie des ganzen Menschen. Dadurch ergeben sich viele Möglichkeiten, uns oder anderen zu helfen. Bei Rang Dröl geht es darum, sich selbst und seinen Körper besser zu verstehen; zu lernen, wodurch Harmonie entsteht, wie man sie erweitern, vertiefen und stabilisieren kann.
Die Hände sind unsere natürlichen Hilfsmittel für den Prozess harmonischer Veränderung in uns. Durch Berührung erwacht die Information der Energieregionen von selbst. Dadurch lösen sich in eigener Intelligenz die vielfältigen Ursachen für Unbalance. Sorgen, Trauer, Ärger, Angst und Verstellungen sind die Grundfehleinstellungen, die unsere Qualitäten überlagern. Durch sie entstehen alle unsere mentalen, emotionalen und physischen Belastungen. Rang Dröl arbeitet mit 26 Energietoren auf jeder Seite des Körpers. Das sind dreidimensionale Energiefelder, die einen bestimmten Platz einnehmen. Beide Hände verbinden die Energietore auf verschiedenste Weise miteinander. Durch Belebung bestimmter Energieregionen tritt geistige und körperliche Harmonie von selbst ein. Unsere Selbstheilungskraft nimmt wieder zu und findet dadurch Lösungen, den Körper zu reinigen und zu regenerieren, hilft ihm, in seine Form und Funktion zu kommen.
Harmonisierung durch das tägliche Halten der zehn Finger – jeden Finger mindestens zwei Minuten – bringt eine allmähliche Verbesserung des individuellen Lebens. Ohne es zu wissen, werden von uns oft die Hände gehalten. Es wird auch Impulsströmen genannt.

Einfache Möglichkeit zur Unterstützung unserer Körperfunktionen: An verschiedenen Stellen unseres Körpers, vor allem auch an den Handflächen und Fingerspitzen fließt bzw. strömt ganz natürlich von selbst und solange wir leben, unsere Lebensenergie ab bzw. aus. Eine uralte sanfte Methode.

Unsere Organströme, die alle wichtigen Körperfunktionen und unsere Organe versorgen, spiegeln sich in unseren Fingern. Durch das Halten (mindestens zwei, bis zu zwanzig Minuten) unserer Finger können wir so unsere Gesundheit und unser Wohlbefinden auf vielfältige Weise unterstützen und fördern. Am besten ist es, die Finger nacheinander einzeln ganz zu umfassen.

Fingerströmen: Erste Hilfe als Gesundheitsvorsorge! Jeden Finger locker 3 Minuten umschließen.
- Kleiner Finger: Herz-Dünndarm, Überforderung – mühelos leben; Skelett, Knochen
- Ringfinger: Lunge-Dickdarm, Trauer – seine Träume leben; Tiefe, Haut, Bindegewebe
- Mittelfinger: Leber-Galle, Zorn – die Dinge klar sehen; Blut
- Zeigefinger: Niere-Blase, Ängste – Furchtlosigkeit; Muskulatur
- Daumen: Milz – Magen, Sorgen – Sich und andere gut versorgen, Mitgefühl, Mitfreude; Haut

Es gibt verschiedene Energietore – unsere Erfahrungen stammen von Herrn Nausner in Leonding in OÖ. Lassen Sie sich verwöhnen.
Strömen versteht sich nicht als Ersatz sondern als Unterstützung zur medizinischen Behandlung durch den Arzt. *www.impuls-stroemen.at*

Und am Schluss unser Schlaf – wohlverdienter Schlaf:

Die beste und effektivste Art, der Schlaf. Die beste Entspannungsmöglichkeit den Körper zu regenerieren und um zur Ruhe zu kommen. Der Schlafplatz soll eine gute Energie haben. Das Bettmaterial und Zubehör sollte aus natürlichen Materialien bestehen z.B. Zirbe. Das sich nachts der Körper regeneriert und man oft viel schwitzt, sind natürliche Materialien von Vorteil. Bitte unbedingt beachten: Keinen Fernseher in diesem Raum, Elektrosmog ist auf Dauer für unser Inneres nicht zu empfehlen.

Nie verärgert ins Bett gehen, alles von der Seele reden (für Kinder Sorgenpüppchen), wenn möglich vor 12 Uhr ins Bett gehen.

Der Schlaf ist die tiefste Meditation. Es sollte wirklich finster sein, sonst kann man sich nicht optimal erholen. Kleine Lichtquellen stören die Erholungsphase. Bei offenem Fenster schlafen – ein kühler Raum ist ein wahrer Genuss – und Sauerstoff tanken. Erholsam und heilend. Wenn wir keinen erholsamen Schlaf haben wälzen wir das Problem die ganze Nacht umher. Wir können alles abladen und uns komplett entspannen. Sorgen Sie auch für ein erfülltes Liebesleben.

Entspannungs-Ergänzungen:

Wenn wir uns zwischendurch zuwenig Entspannung leisten, müssen wir unsere Entspannungsphasen ergänzen! Um sich wieder zu spüren.

Den Spürsinn erwecken durch Entspannungs-CDs, diese wirken wahre Wunder. Weiters gibt es eine Reihe von Methoden, um den Körper zu entlasten. OiGong, Tai Gi, Yoga, Meditationen, diverse Behandlungen, Osteopathie und Cranio Sakral-Therapien uvm.! Massagen können behilflich sein. Durch liebevolle Berührungen, Zärtlichkeit, Geborgenheit – fühlen wir uns entspannt. Der Halt im Leben, viele Menschen bleiben fast unberührt. Es gibt zahlreiche Berührungen: Händeschütteln, Umarmen, Kuscheln, Streicheln, die gute Energie im Körper fließt. Die Spannungen können so gut abgebaut werden. Jeder Mensch hat eine Sehnsucht nach Geborgenheit. Stillen Sie Ihre Sehnsüchte! Man will gemeinsam etwas erleben und sich gemeinsam entspannen. Urlaub oder Tagesausflüge schaffen eine Auszeit. Oft hilft schon eine Stunde, ein paar Stunden, ein ganz gewöhnlicher Tag oder ein Wochenende. Ein kurzer Erholungsurlaub, um dem Alltagsstress zu entkommen. Schaffen Sie sich entspannte Momente!

Spaziergang im Grünen! Ruhe geben! Nicht immer stundenlange Autofahrten durchführen, um sich entspannen zu können, sondern: „Oft liegt das Gute doch so nah!"

EIN LEBEN IM NEUEN JAHRTAUSEND:

Ich denke, dass dieser Leitfaden treffend ist für unsere Zeit!
1. Beachte, dass große Liebe und großer Erfolg immer mit großem Risiko verbunden sind.
2. Wenn du verlierst, verliere nie die Lektion.
3. Habe stets Respekt – Respekt vor dir selbst – Respekt vor anderen – und übernimm Verantwortung für deine Taten.
4. Bedenke: Nicht zu bekommen, was man will, ist manchmal ein großer Glücksfall.
5. Lerne die Regeln, damit du sie richtig brechen kannst.
6. Lasse niemals einen kleinen Disput, eine große Freundschaft zerstören.
7. Wenn du feststellst, dass du einen Fehler gemacht hast, ergreife sofort Maßnahmen, um ihn wieder gut zu machen.
8. Verbringe jeden Tag einige Zeit allein.
9. Öffne der Veränderung deine Arme, aber verliere dabei deine Werte nicht aus den Augen.
10. Bedenke, dass Schweigen manchmal die beste Antwort ist.
11. Lebe ein gutes, ehrbares Leben.
12. Eine liebevolle Atmosphäre in deinem Heim ist das Fundament für dein Leben.
13. In Auseinandersetzungen mit deinen Lieben sprich nur über die aktuelle Situation. Lass die Vergangenheit ruhen.
14. Teile dein Wissen mit anderen. Dies ist die gute Möglichkeit, Unsterblichkeit zu erlangen.
15. Gehe sorgsam mit der Erde um.

16. Begib dich einmal im Jahr an einen Ort, an dem du noch nie gewesen bist.
17. Bedenke, dass die beste Beziehung die ist, in der jeder Partner den anderen mehr liebt als er braucht.
18. Messe deinen Erfolg daran, was du für ihn aufgeben musstest.
19. Widme dich der Liebe und dem Kochen mit ganzem Herzen.
20. Liebe und behandle JEDEN Mitmenschen so, wie du behandelt werden möchtest.

Quelle unbekannt

Fürs 21. Jhdt. alles Gute.

Ich wünsche Ihnen viel Energie, gute Gedanken,
Lebensfreude und wahre Xundheit, von ganzem Herzen.

**Ändern Sie Kleinigkeiten,
es werden daraus große Dinge entstehen.
Viel Spaß dabei!**

*Es liegt an uns die Welt zu verändern. Wie heißt es so schön:
„Ich kann dir den Weg zeigen, gehen musst du ihn schon selbst!"*

Brigitte Lang

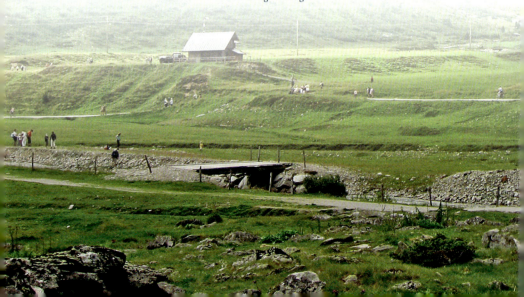

ALLE AUSKÜNFTE FÜR BEZUGSQUELLEN:

Wir freuen uns auf SIE!
Schicken Sie uns ein Mail, wenn Sie Fragen haben oder rufen Sie uns an. Buchungen für Vorträge und Seminare...

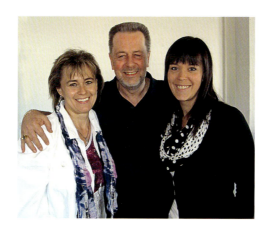

Wir sind immer auf der Suche nach engagierten Vertriebspartnern und legen großen Wert auf persönliche Zusammenarbeit. Wir würden uns freuen, Sie als Partner begrüßen zu dürfen! Bei Interesse nehmen Sie mit uns Kontakt auf!

Fa. EPOS Vitalzentrum, Brucknerstraße 1, A-4642 Sattledt
Tel.: 0043 (0)7244/8220, Fax: 0043 (0)7244/8220-4
www.epos-vitalzentrum.com
E-Mail: info@epos-sattledt.at

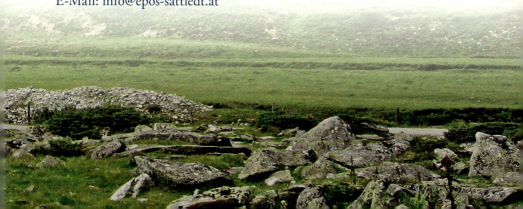

QUELLENNACHWEIS

Buch: „Hautnah erlebt" Brigitte Lang
www.epos-vitalzentrum.com

Hans Meirhofer, Osteopath und diplomierter Physiotherapeut
office@hans-meirhofer.com • www.hans-meirhofer.com • A-4600 Wels

Annemarie Schrotter, Physiotherapie
Alexander Silveri Straße 12, A-8605 Parschlug bei Kapfenberg
0664/1128461 • physio.schrotter@hiway.at • www.physiotherapieschrotter.at

Dirk Schmidt, Physiotherapie, Fitnesscenter, inshape
Kirchenplatz 1, A-4540 Bad Hall
07258 / 29834 • office@inshape.cc • www.inshape.cc

Akademie für LebensWOHL-STAND
Roland Betz
www.biosphere1.de • I-25088 Toscolano Maderno/Gardasee

ClusterMedizin
HEINZ Cluster GmbH
0049 (0)7483/92930 • www.clustermedizin.de • Kohlberg 1-3, D-72160 Horg
Veröffentlichung des Textes mit freundlicher Genehmigung vom HC GmbH (HEINZ Cluster GmbH)

Rang Dröl, Pädagoge Impulsströmen
Arthur Nausner, Meisterstraße 10, A-4060 Leonding
0043 (0)732/680831 • arthur.nausner@rang-droel.at • www.impuls-stroemen.at

Peter Gangl, Akad. psychosozialer Gesundheitstrainer
Wirbelsäulenzentrum, Tassilostraße 15 (im Ärztezentrum), A-4642 Sattledt
+43(0)660/1605244 • office@wirbelsaeulen-zentrum.at
www.wirbelsaeulen-zentrum.at

Gerhard Klinger, Harti-media
Agentur für strategische Öffentlichkeitsarbeit und Eventmarketing
Untergösel 11; A-9413 St. Gertraud
+43(0)650/9141560 • redaktion@harti-media.at • www.harti-media.at

Dr. Martha Podleschak, ISMAKOGIE
www.ismakogie.at

Onlinezeitschrift, LebensZeit
Teichweg 15 • A-4193 Reichenthal
+43 (0) 650 / 90 123 55 • office@lebens-zeit.org

„Gesundheit für Körper und Seele", Louise L. Hay
„Krankheit als Symbol", Ruediger Dahlke
„Du selbst bist Deine Krankheit und Deine Gesundheit", Verlag DAS WORT
„Lebenskrisen als Entwicklungschancen", Ruediger Dahlke
„ZeitenSchrift", Verlag Seiler & Co
„Schicksal als Chance", Thorwald Dethlefsen
„Was die Seele krank macht und was sie heilt", Thomas Schäfer
„Was dir deine Krankheit sagen will", Kurt Tepperwein
Fachschule für Naturheilkunde, Ina Gutsch 2009
„Die Suppe lügt", Hans Ulrich Grimm
Die Wahrheit über Käpt`n Iglo und die Fruchtzwerge Hans-Ulrich Grimm/Annette Sabersky
„Vom Kopf ins Herz", Franz X. Bühler, IP-Verlag, Seite 163
„Ansichten und Einsichten", Walter Boesch, Richemont Verlag
„Tatwaffe Handy Das (un-)heimlich Legat.", Dr. David R. James und Ora S. James
„Fußreflexzonenmassage", Ferdinand Soder-Feichtenschlager, Maresi Weiglhofer, S. 82

Das Werk einschließlich aller Inhalte ist urheberrechtlich geschützt. Alle Rechte vorbehalten. Nachdruck oder Reproduktion (auch auszugsweise) in irgendeiner Form (Druck, Fotokopie oder anderes Verfahren) sowie die Einspeicherung, Verarbeitung, Vervielfältigung und Verbreitung mit Hilfe elektronischer Systeme jeglicher Art, gesamt oder auszugsweise, ist ohne ausdrückliche schriftliche Genehmigung des Verlages untersagt. Alle Übersetzungsrechte vorbehalten.

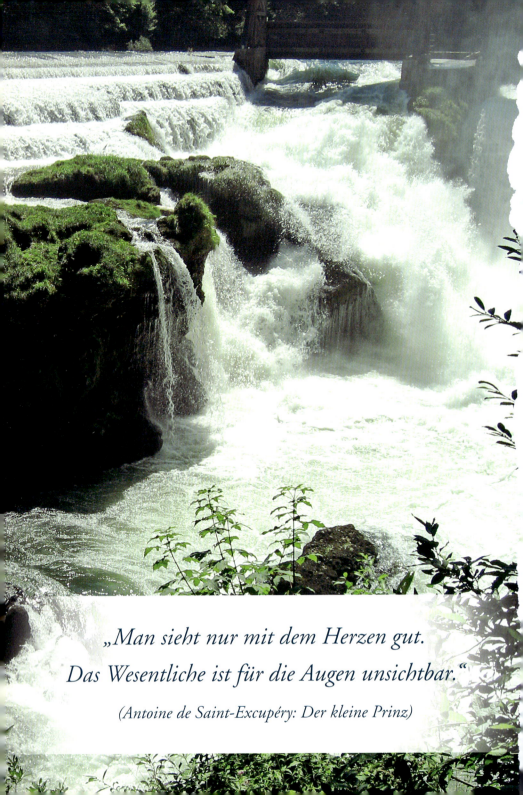

„Man sieht nur mit dem Herzen gut.
Das Wesentliche ist für die Augen unsichtbar."

(Antoine de Saint-Excupéry: Der kleine Prinz)

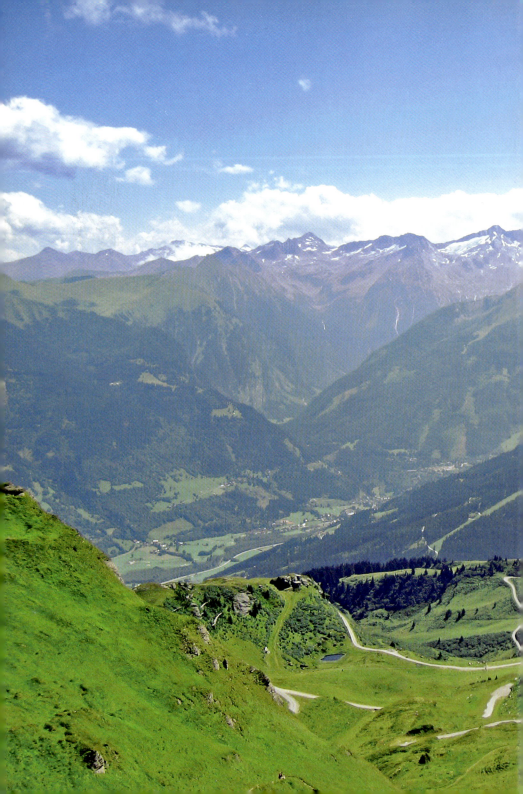